Thermisi im Golf von Hydra/Peloponnes, Griechenland

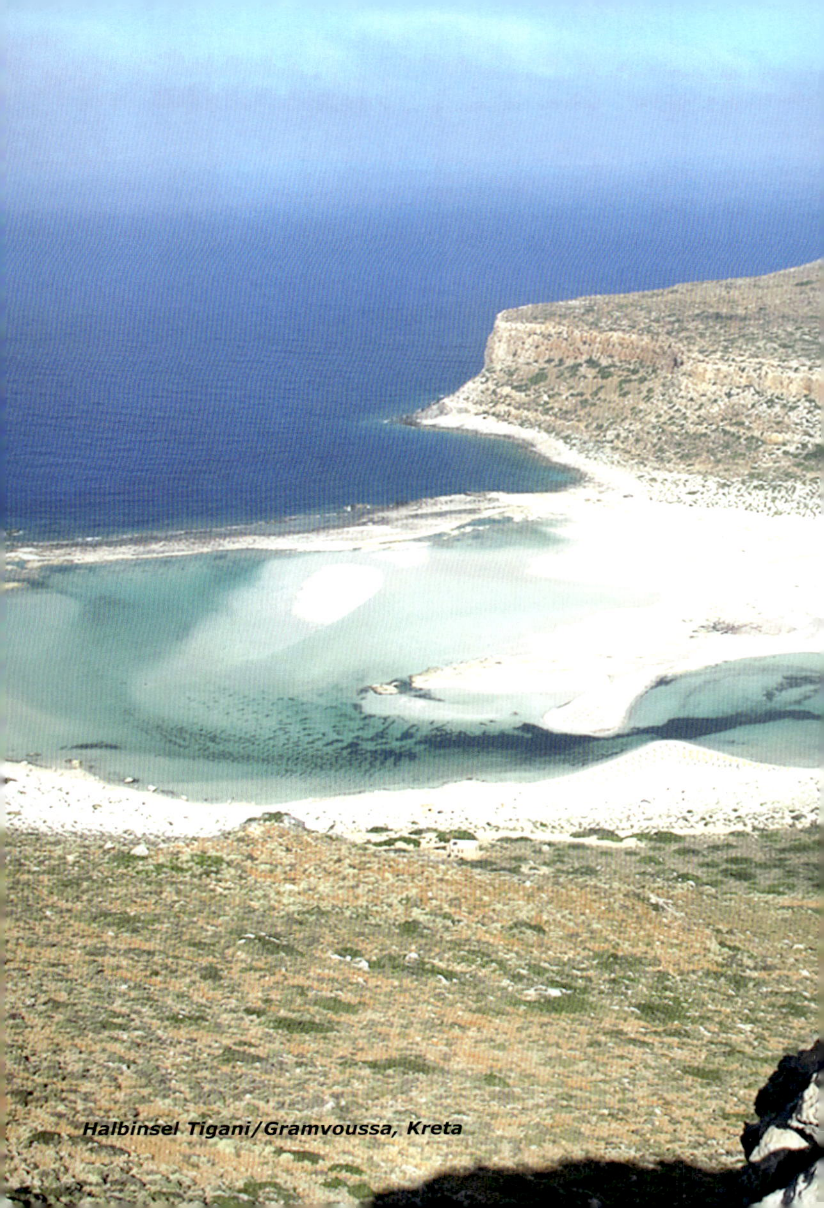

Halbinsel Tigani/Gramvoussa, Kreta

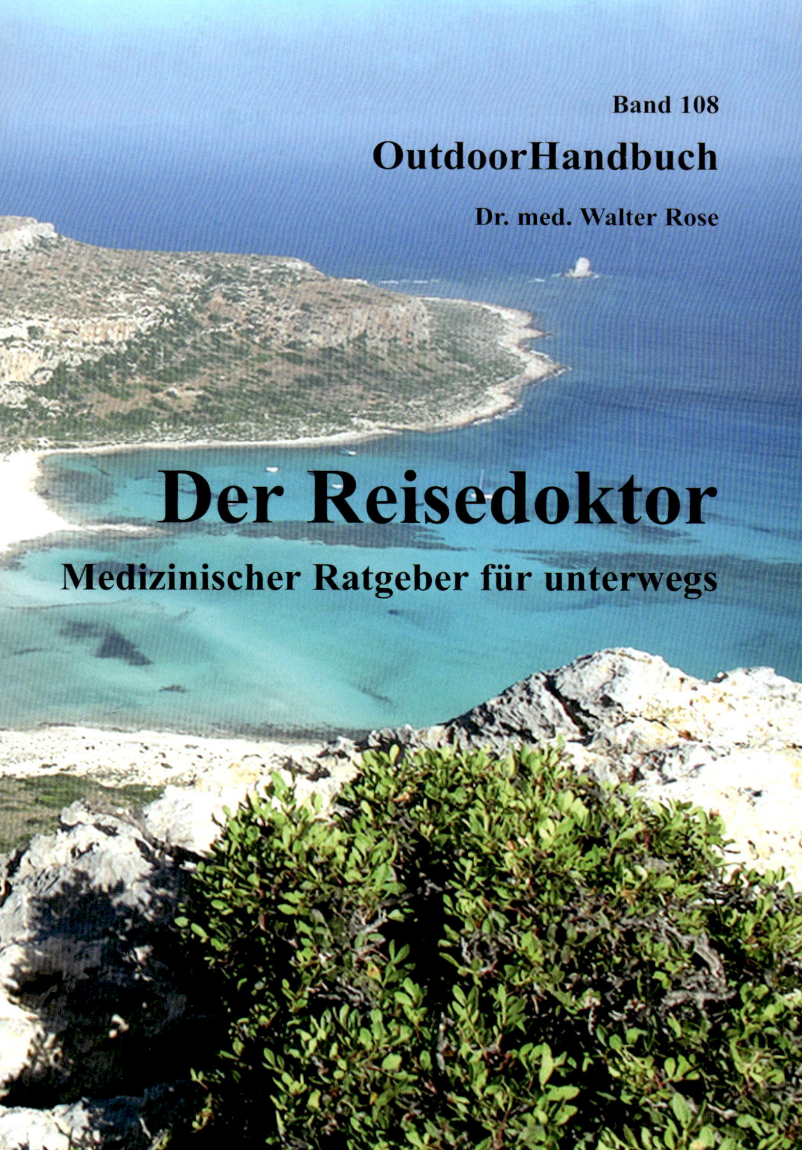

Band 108

OutdoorHandbuch

Dr. med. Walter Rose

Der Reisedoktor

Medizinischer Ratgeber für unterwegs

Der Reisedoktor

Der Autor und der Verlag sind für Lesertipps und Verbesserungen (besonders per E-Mail) unter Angabe der Auflagen- und Seitennummer dankbar.

Dieses OutdoorHandbuch hat 128 Seiten mit 28 farbigen Fotos und Illustrationen. Es wurde auf chlorfrei gebleichtem, FSC®-zertifiziertem Papier gedruckt, in Deutschland klimaneutral hergestellt und transportiert und wegen der größeren Strapazierfähigkeit mit PUR-Kleber gebunden.

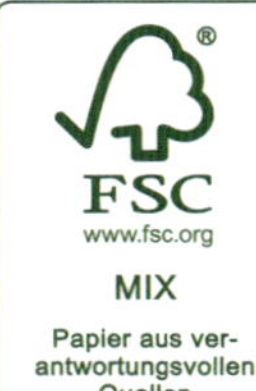

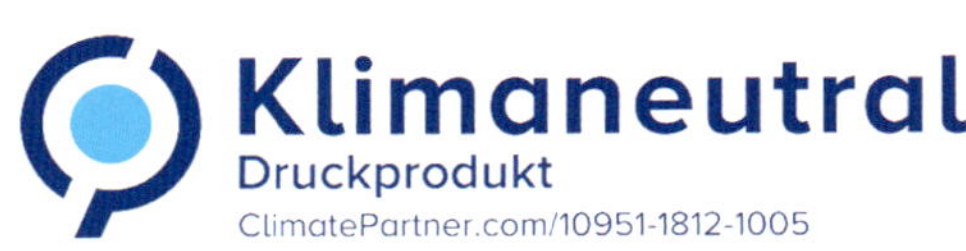

Dieses Buch ist im Buchhandel und in Outdoor-Läden erhältlich und kann im Internet oder direkt beim Verlag bestellt werden.

OutdoorHandbuch aus der Reihe „Basiswissen für draußen", Band 108

ISBN 978-3-86686-108-4 2. Auflage 2019

Text und Fotos: Dr. med. Walter Rose
Illustrationen: Thomas Hilbert
farbige Gestaltung der Illustrationen: Katrin Schifferle
Lektorat: Anna-Lena Ebner
Layout: Alexandra Sauerland

Gesamtherstellung: gutenberg beuys feindruckerei

Dieses OutdoorHandbuch wurde konzipiert und redaktionell erstellt vom:

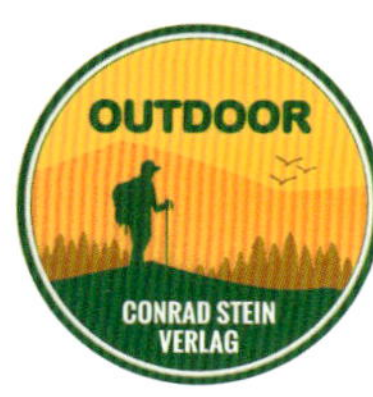

Conrad Stein Verlag GmbH, Kiefernstr. 6, 59514 Welver,
☎ 023 84/96 39 12, FAX 023 84/96 39 13
info@conrad-stein-verlag.de,
www.conrad-stein-verlag.de

Besuchen Sie uns bei Facebook & Instagram:

 www.facebook.com/outdoorverlag

 www.instagram.com/outdoorverlag

Titelillustrationen: Thomas Hilbert

Inhalt

Einleitung

Porto Cheli, Sommer 2016

Im Herbst 1989 baten mich Freunde, die gerade bei den Vorbereitungen zu einer Weltumsegelung waren, ihnen eine Liste mit wichtigen Medikamenten zusammenzustellen. Also setzte ich mich eines regnerischen Morgens auf meinem Ankerplatz in Puerto de Andraitx in die Kajüte und begann zu schreiben. Heraus kam neben der Liste eine kleine Handlungsanweisung zur Therapie einiger alltäglicher Krankheitsbilder, denn was nützt eine Aufstellung von Medikamenten, wenn man nicht weiß, bei welcher Erkrankung man sie anwenden soll. Im Laufe der Jahre habe ich diese Handlungsanweisung aktualisiert und vervollständigt, sodass mittlerweile ein kleines Buch entstanden ist.

Ursprünglich war der Ratgeber nur für „Yachties" gedacht, die sich längere Zeit außerhalb ärztlicher Versorgung aufhalten – deshalb auch die vielen maritimen Motive meines Freundes Thomas Hilbert. Mit der Zeit wurde mir jedoch klar, dass auch „Landreisende" erheblichen Nutzen aus diesem Ratgeber ziehen können, deshalb wurde die „Indikation" für dieses Buch auf alle Reisenden ausgedehnt.

Bei chronischen Erkrankungen sollte vor Beginn einer Reise mit dem behandelnden Arzt gesprochen werden; diese Krankheiten werden nur kurz im allgemeinen Teil angesprochen, sofern reisespezifische Probleme – wie z. B. bei Flugreisen – betroffen sind. Bei Reisen in die Tropen empfiehlt es sich, vorher Informationen über das Auftreten und die aktuelle Resistenzlage der in den betreffenden Ländern vorherrschenden Keime einzuholen. Dies kann beim Hausarzt, aber auch bei den Gesundheitsämtern oder Hygiene- und Tropeninstituten geschehen.

In den letzten Jahren wurde das Kapitel „Malaria" neu in das Buch eingefügt, einige Kapitel wurden erweitert, wie z. B. das Kapitel „Impfungen", außerdem wurden die Medikamentenangaben den neuesten Entwicklungen angepasst.

Hinweise

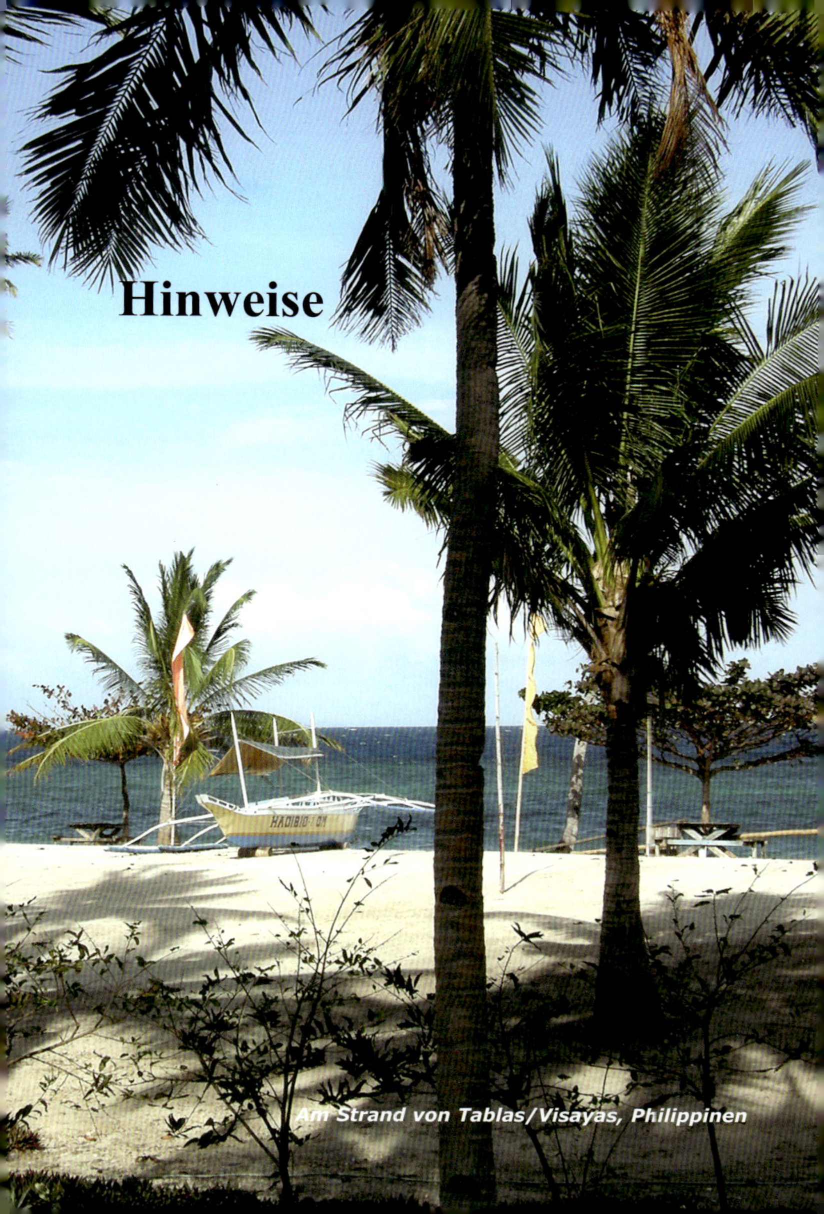

Am Strand von Tablas/Visayas, Philippinen

Hinweise zur Benutzung dieses Buches

Der allgemeine Teil gibt Hinweise zur medizinischen Vorbereitung auf eine Reise, zum Verhalten in Reiseländern und zur Vermeidung von Krankheiten.

Im speziellen Teil – Krankheitsbilder nach Körperregionen – werden die Symptome der wichtigsten Erkrankungen, ihre Ursachen sowie deren Therapie beschrieben. Wo es möglich ist, wird der nicht medikamentösen Behandlung Raum gegeben, wo es notwendig wird, die medikamentöse Therapie beschrieben. Die entsprechenden Medikamente mit Angabe der wichtigsten Nebenwirkungen und der Dosierung sind den einzelnen Kapiteln zugeordnet. Die vielen Querverweise erleichtern die Orientierung.

Die meisten der in Deutschland nur auf Rezept erhältlichen Mittel sind im Ausland frei in Apotheken zu kaufen. Das Problem dabei ist, dass jedes Medikament mindestens zwei Namen hat, den Handelsnamen und den Freinamen, auch „chemische Kurzbezeichnung" genannt. Oft ist noch als dritte Bezeichnung die eigentliche chemische Verbindung angegeben, die interessiert aber nur Chemiker und Pharmakologen und soll hier völlig außer Acht bleiben. Wichtig sind die beiden ersten Bezeichnungen. Als Beispiel möchte ich einige gängige Mittel anführen, die auch im Text erscheinen:

Handelsname:	Freiname:
ASPIRIN	*ACETYLSALICYLSÄURE*
PASPERTIN	*METOCLOPRAMID*
BACTRIM	*COTRIMOXAZOL*

Viele der in Deutschland gängigen Mittel sind im Ausland unter anderen Handelsnamen, aber immer unter denselben Freinamen erhältlich. Der einzige Unterschied besteht darin, dass in romanischsprachigen Ländern gelegentlich ein o oder ein a angehängt wird, das sollte aber welterfahrene Reisende nicht verwirren. Aus diesem Grunde habe ich mit wenigen Ausnahmen zum Handelsnamen den Freinamen hinzugefügt. Es empfiehlt sich also, nach der Lektüre des entsprechenden Organkapitels, des allgemeinen Teils und der Medikamentenliste in der Apotheke das Mittel zunächst unter dem Freinamen zu verlangen.

Der Text des Begleitzettels („Waschzettel") ist im Ausland meist in der Landessprache, manchmal zusätzlich in Englisch gehalten. Es ist auch Sinn dieses kleinen Ratgebers, die zusätzlich auftretenden Kopfschmerzen beim Brüten über einem fremdsprachigen Begleittext zu verhindern.

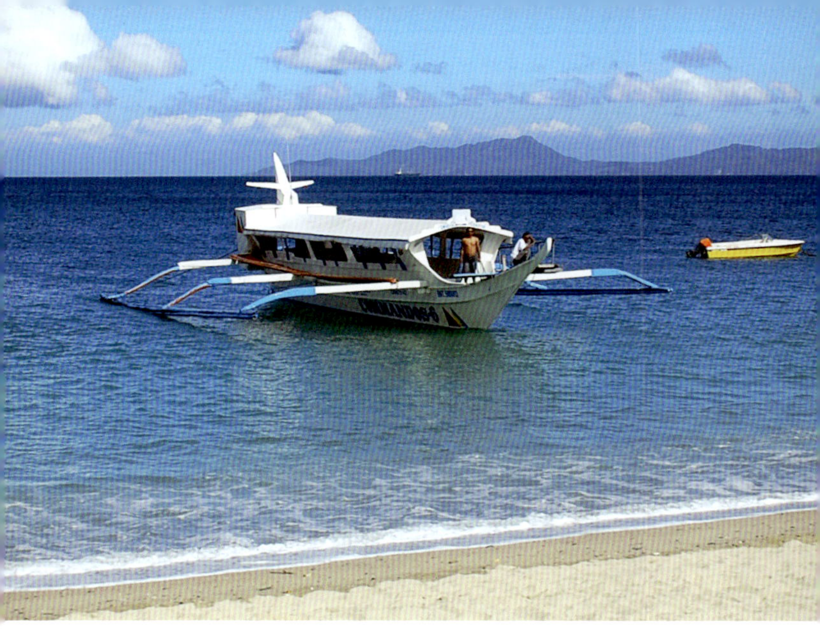

Ostasiatische Personenfähre

Um die Sache übersichtlicher zu gestalten – die unterschiedlichen latino-griechischen Wortbastarde können auch sogenannten Fachleute manchmal verwirren –, habe ich die Freinamen kursiv und die Handelsnamen normal in Großbuchstaben geschrieben.

Beispiel: *ACETYLSALICYLSÄURE* – ASPIRIN

Erleichternd kam in den letzten Jahren hinzu, dass verbilligte Präparate, die sogenannte Generika, unter dem Freinamen mit angehängtem Firmennamen auf den Markt kamen, z. B. *PARACETAMOL* – PARACETAMOL RATIOPHARM. Leider ist das aber nicht durchgängig bei allen Firmen so. Man sieht also, der Medikamentenmarkt ist ein ziemliches Verwirrspiel – und auch dem soll dieser Ratgeber entgegenwirken.

Vielleicht wird der eine oder andere feststellen, dass im Text sehr oft dieselben Medikamente für die unterschiedlichsten Krankheiten aufgeführt sind, z. B. *DICLOFENAC*. Ich habe der Übersichtlichkeit halber nicht alle Mittel, die möglich, sondern nur die, die nötig sind, genannt. Man will ja auf begrenztem Raum auch noch ein paar andere Dinge als nur Medikamente mitnehmen.

Ein letzter Punkt: auf das Verfallsdatum achten! Dies ist besonders bei Antibiotika und Pilzmitteln wichtig. Die Mittel sollen ja eine schwerere Erkrankung verhindern und das tun sie nicht, wenn sie schon längere Zeit abgelaufen sind.

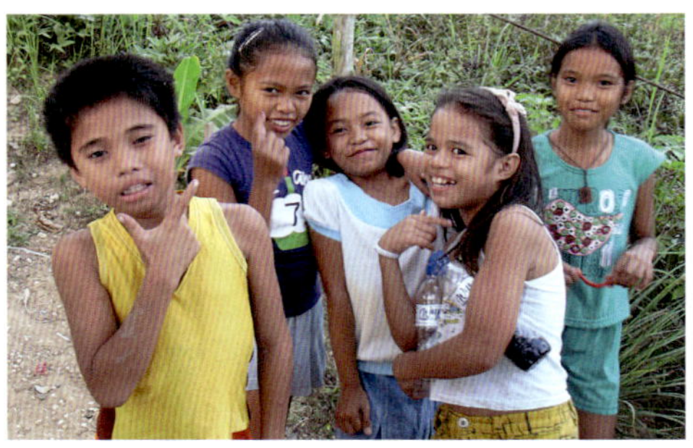

Kinder auf Cebu

Zur freundlichen Beachtung:
50 % des Autorenhonorars für dieses Buch gehen an die Organisation „German Doctors", die in mehreren Ländern der Dritten Welt an der medizinischen Versorgung der Allerärmsten beteiligt ist.

Spendenkonto:
German Doctors e.V.
Bank für Sozialwirtschaft
IBAN: DE26 5502 0500 4000 8000 20
BIC: BFSWDE33MNZ

Wichtige Hinweise:

1. Der Verfasser hat sich bemüht, alle Angaben nach dem jetzigen Wissensstand zu formulieren. Dennoch ist jeder Benutzer aufgefordert, die Beipackzettel der im Text angeführten Präparate zu prüfen, um in eigener Verantwortung festzustellen, ob die dort gegebene Empfehlung für Dosierungen oder die Beachtung von Gegenanzeigen gegenüber den Angaben in diesem Buch abweichen.

2. Geschützte Warennamen (Warenzeichen) werden im nachfolgenden Text nicht besonders kenntlich gemacht.

Allgemeiner Teil

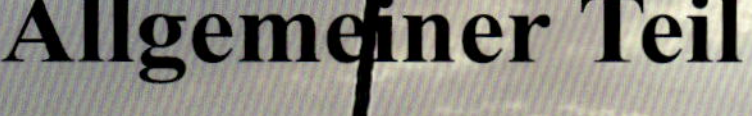

Sonnenaufgang über der Argolis/Peloponnes, Griechenland

Flugreisen

Wer heutzutage eine Flugreise unternimmt, unterwirft sich Umständen, die von seiner normalen Umgebung auf der Erde erheblich abweichen. Verständlicherweise hängen die Luftfahrtunternehmen die körperlichen Gefahren nicht an die große Glocke, weil dies sicher geschäftsschädigend wäre. Die Gesundheit wird hier eher beiläufig erwähnt, obwohl sich in den letzten Jahren auf diesem Gebiet einiges getan hat, z. B. beim Rauchen. Hier eine kurze Aufstellung der Abweichungen gegenüber dem Normalen:

- ▷ Sauerstoffmangel, wenn auch mäßig
- ▷ Druckveränderungen beim Steig- und Sinkflug
- ▷ extrem niedrige Luftfeuchtigkeit
- ▷ Beschränkung der Bewegungsfreiheit über längere Zeit

Der Luftdruck ist in einem 10.000 m hoch fliegenden Flugzeug auf eine Höhe von 2.000-2.400 m eingestellt, d. h. er ist ein ganzes Stück niedriger als der Druck unten auf der Erde. Wer schon mal im Urlaub einen Dauerlauf in solcher Höhe gemacht hat, der weiß, dass man dort ganz schnell aus der Puste kommt. Das liegt daran, dass mit geringerem Luftdruck natürlich auch der lebensnotwendige Sauerstoffanteil der Luft geringer geworden ist. Und so können Leute mit **Herz-Kreislauf**- und **Lungenkrankheiten**, aber auch mit **Blutarmut** schon Probleme bekommen.

 Vorsicht auch bei **Epilepsie** und im **letzten Schwangerschaftsmonat**.

Also: Betroffene sollten sich vor einem Flug von ihrem Hausarzt beraten lassen. Manchmal ist es besser, über Land oder per Schiff zu reisen.

Aber der verringerte Luftdruck kann auch Auswirkungen auf sonst Gesunde haben. Je geringer der Druck, umso mehr kann sich ein Gas (auch Luft) ausdehnen. Wer sonst unter Blähungen leidet, bekommt jetzt garantiert mehr davon. Aber es gibt die Möglichkeit, während des Fluges vorzusorgen:

- ▷ keine kohlensäurehaltigen Getränke
- ▷ keine blähenden Speisen
- ▷ besser vegetarisch essen, um Völlegefühl zu vermeiden
- ▷ In Apotheken und Reformhäusern gibt es Kümmel-/Fencheltee in Beuteln zu kaufen, die können Sie während des Fluges zubereiten lassen – heißes Wasser gibt es immer. Mehrere Tassen von diesem Gemisch entblähen kräftig.

Vor längeren Flügen sollten unbedingt die Zähne saniert werden. So mancher hohle Zahn hat während eines Fluges zu schmerzen angefangen.

Und dann diese Ohrenschmerzen! Es fängt beim Steigflug an, wird aber noch schlimmer, wenn das Flugzeug zum Landen ansetzt. Der Grund: mangelnder Druckausgleich im Mittelohr durch die Ohrtrompete (☞ Kapitel „Ohren"). Meistens ist eine Erkältung mit dichter Nase und angeschwollener Rachenschleimhaut daran schuld, manchmal auch eine verschleppte Entzündung der Ohrtrompeten selbst. Abhilfe: abschwellende Nasentropfen (Otriven, Nasentropfen AL u. a., ☞ Kapitel „Ohren und Nase"), Kaugummi und Mentholbonbons, um durch verstärkten Speichelfluss mehr zu schlucken, während des Steigfluges trinken, mit geschlossenem Mund in die zugehaltene Nase pusten. Das geht natürlich nicht alles gleichzeitig!

Neuerdings gibt es in Apotheken spezielle Ohrenstopfen zur Verringerung der Beschwerden beim Steig- und Sinkflug, z. B. SANOHRA FLY. Eine halbe Stunde vor dem Abflug einsetzen, bei Langstreckenflügen können die Stopfen nach Erreichen der Flughöhe herausgenommen werden. Eine halbe Stunde vor Beginn des Sinkfluges erneut einsetzen und dann kurz nach der Landung herausnehmen. Bei Kurzstreckenflügen können die Stopfen während des Fluges in den Gehörgängen bleiben.

Bei akuter Nasennebenhöhlen- oder Mittelohrentzündung sollte auf den Flug verzichtet werden.

Besondere Aufmerksamkeit erfordert die Luftdruckverminderung bei Tauchern, vor allem, wenn sie tiefer als 10 m getaucht sind. Diese Leute dürfen erst 24 Stunden, besser 48 Stunden nach dem letzten Tauchgang losfliegen, sonst wird zu viel im Gewebe gelöster Stickstoff frei und das kann tödlich sein. Sowas lernt man eigentlich in jedem seriösen Tauchkurs, aber nicht jeder Tauchkurs ist seriös (☞ Kapitel „Hinweise für Taucher").

Da reist der Mensch ins Weltall und zum Mond, schafft es aber nicht, im Flugzeug eine normale Luftfeuchtigkeit von 40-70 % herzustellen. Und so müssen wir uns während einer Flugreise mit einem Klima auseinandersetzen, das dem der Sahara entspricht, zumindest was die Luftfeuchtigkeit betrifft, und versuchen, dem erhöhten Wasserverlust entgegenzuwirken.

- ▷ Alkohol führt zu einer verstärkten Entwässerung, deshalb – auch wenn es ihn umsonst gibt – besser meiden.
- ▷ Auch koffeinhaltige Getränke sollten vermieden werden, da auch sie entwässern.

- ▷ Je nach Fluglänge sollten Sie zwei bis drei Liter mehr trinken als normalerweise, aber nichts Kohlensäure- oder Alkoholhaltiges (☞ S. 59), am besten ein Apfelsaft-Wasser-Gemisch (ohne Kohlensäure).
- ▷ Kontaktlinsen durch Brille ersetzen!
- ▷ Wer zu Nasenbluten neigt, sollte Nasensalbe, z. B. BEPANTHEN-Nasensalbe, auftragen.

Erhöhter Wasserverlust führt zu Bluteindickung und dies kann in Verbindung mit der Einschränkung der Bewegungsfreiheit zum sogenannten **Economy-Class-Syndrom** führen: Verminderung der Blutzirkulation mit Gefahr der Entstehung eines Gefäßpropfes (**Thrombose**) und einer sich daraus entwickelnden **Lungenembolie**, die dann wieder tödlich sein kann.

Es gibt drei Risikogruppen für das Economy-Class-Syndrom:

1. Ein **niedriges Risiko** hat jeder Reisende bei mehrstündigen Flügen.

Vorbeugung: Bewegung (z. B. Fußgymnastik), Sitzen am Gang ist günstiger, reichlich Flüssigkeit, aber keinen Alkohol, keinen Kaffee

2. Ein **mittleres Risiko** besteht beim Vorliegen von zwei der nachgenannten Faktoren:

- ▷ älter als 40 Jahre
- ▷ latente Herzkrankheit
- ▷ große Krampfadern
- ▷ starkes Übergewicht
- ▷ Schwangerschaft
- ▷ Einnahme von Verhütungsmitteln (Pille)

Vorbeugung: wie beim niedrigen Risiko, plus Wadenkompression in Form von Kompressionsstrümpfen oder Wickeln der Unterschenkel mit Kurzzug-Binden (beim Hausarzt zeigen lassen).

3. **Hohes Risiko**:

- ▷ Reisende mit Thrombose in der Vorgeschichte
- ▷ bei Krebserkrankungen
- ▷ familiäre Thrombosebelastung
- ▷ geschlossener Gipsverband an einer unteren Extremität
- ▷ Zustand nach einer größeren Operation vor kurzer Zeit

Vorbeugung: wie beim niedrigen und mittleren Risiko, plus subkutaner (unter die Haut) Injektion von niedrigmolekularem Heparin (MONO-EMBOLEX, CLEXANE, FRAXIPARIN) kurz vor der Reise; die Technik vom Hausarzt zeigen lassen. Einen zirkulären (geschlossenen) Gipsverband am Bein vor der Reise aufschneiden und diesen mit elastischen Binden fixieren.

Die **Reisekrankheit** (Übelkeit und Erbrechen durch verstärkte Bewegung) tritt bei Flugreisen eher selten auf, **Flugangst** mit vegetativen Erscheinungen wie Übelkeit und Kaltschweißigkeit schon eher. Da aber die angstlösenden Beruhigungsmittel das Atemzentrum beeinflussen und deshalb eine drohende Sauerstoffunterversorgung verstärken können, sollte man statt **Tranquilizern** (Beruhigungsmittel: VALIUM, DIAZEPAM RATIOPHARM etc.) lieber Mittel gegen die Reisekrankheit wie *DIMENHYDRANAT* (VOMEX A, REISETABLETTEN RATIOPHARM u. a.) oder *DIPHENHYDRAMIN* (nervo Opt N u. a.) einnehmen, da diese – in diesem Fall angenehm – müde machen und entspannen, das Atemzentrum aber nicht so stark beeinflussen. Reisende mit schweren **Herz-Kreislauf-** oder **Lungenkrankheiten** sollten auf keinen Fall Beruhigungsmittel (Tranquilizer) nehmen.

Chronisch Kranke mit einer Dauermedikation packen ihre Medikamente besser ins Handgepäck – auch bei kürzeren Flügen, denn man weiß ja nie, was einem so dazwischenkommt, eventuell erreicht das Gepäck den Urlaubsort erst einige Tage später. Diabetiker sollten zusätzlich zu Insulin und Spritzen bzw. Tabletten auch Traubenzucker ins Handgepäck packen.

☺ Reisemedizinische Beratungszentren, eventuell auch Hausärzte, haben für diese Fälle spezielle Formulare, die Ärger bei Fluggesellschaften und Grenzbehörden vermeiden können.

Bei Zeitverschiebungen gilt bei der Tabletteneinnahme nicht die lokale Zeit, sondern das Stundenintervall zwischen den Medikamentengaben. Erst später kann eine langsame Anpassung an die Ortszeit erfolgen.

Der **Jetlag** ist eine unangenehme, aber nicht zu vermeidende Erscheinung, wobei West-Ost-Flüge größere Anpassungsschwierigkeiten nach sich ziehen als Ost-West-Flüge. Wichtig ist es, sich nach der Landung schnell an den örtlichen Tag-Nacht-Rhythmus zu gewöhnen. Beispiel: Wer von Ost nach West mit sechs Stunden Zeitverschiebung reist, für den ist es bei einer Ankunft um 20 Uhr Ortszeit eigentlich schon 2 Uhr nachts; für normale Menschen eigentlich Zeit, ins Bett zu gehen. Hier würde ich empfehlen, bis 24 Uhr Ortszeit mit dem Zubettgehen zu warten, auch wenn es für Körper und Seele schon 6 Uhr morgens ist.

Modedrogen wie das Melatonin zur Verhinderung der Müdigkeit sind nicht gut, Alkohol und Aufputschmittel auch nicht.

Bei **Schlafstörungen** nach West-Ost-Reisen käme eventuell ein pflanzliches Beruhigungsmittel wie zum Beispiel Baldrianextrakt (VALERIANA HEVERT) in Frage und natürlich auch *DIPHENHYDRAMIN*.

Vielflieger und Flugpersonal sind zwar einer etwas höheren Strahlung ausgesetzt als die Normalbevölkerung, für den, der ab und zu mal fliegt, ist das **Krebsrisiko durch Strahlung** beim Fliegen aber **nicht** wesentlich erhöht.

Medikamente

1. Mittel gegen Thrombose

Niedermolekulares Heparin

- ● *CERTOPARIN*
- ○ MONO-EMBOLEX NM
- ● *ENOXAPARIN*
- ○ CLEXANE 20 bzw. 40
- ● *NADOPARIN*
- ○ FRAXIPARIN

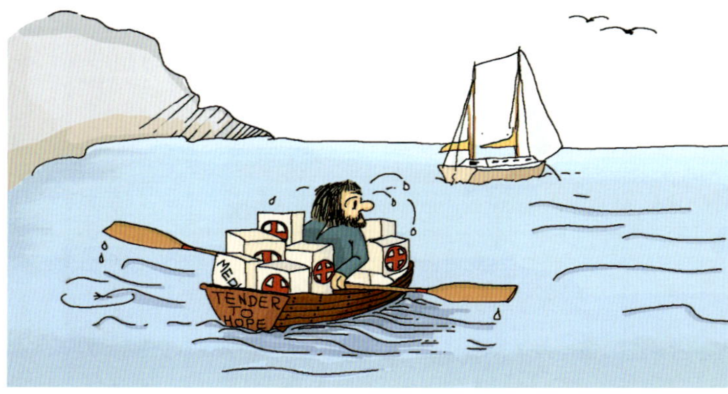

2. Mildes Beruhigungsmittel bei Flugangst und Jetlag Antihistaminika (Mittel gegen Reisekrankheit, die auch beruhigen)

- ● *DIPHENHYDRAMIN*
- ○ NERVO-OPT N (Tabletten)
- ○ EMESAN 50 (Tabletten)
- ● *DIMENHYDRANAT*
- ○ VOMEX A (Dragees)
- ○ REISETABLETTEN RATIOPHARM
- ○ VOMACUR (Tabletten)
- ● *BALDRIANEXTRAKT* (kein Antihistaminikum)
- ○ VALDISPERT (Dragees)

Dosierung

1. Mittel gegen Thrombose

- ● 1 x eine Spritze eine halbe Stunde vor Antritt der Reise

2. Mildes Beruhigungsmittel bei Flugangst und Jetlag

- ● *DIPHENHYDAMIN* 50 mg: 1-2 Tabletten bei Bedarf
- ● *DIMENHYDRANAT* 50 mg: 1-2 Tabletten bei Bedarf
- ● *BALDRIANEXTRAKT*: 2 Dragees bei Bedarf

Vom Klima ausgehende Gefahren

Wollen Sie in ein unbekanntes Land reisen, schaffen Sie sich normalerweise einen Reiseführer an. Ist der Wissensdurst groß, sollte er nicht zu dünn sein. Im allgemeinen Teil finden Sie meist auch etwas über das Klima, und mit den Angaben von Trocken- und Regenzeiten, Temperaturschwankungen im Tages- und Jahresrhythmus und in der Höhe bekommen Sie schon einige Anhaltspunkte, die eine gesundheitliche Prophylaxe erleichtern.

Ist ein tropisches Land Ziel der Reise, so ist es wichtig, ob Sie in der Trocken- oder Regenzeit hinfahren. Die Temperaturen ändern sich meist wenig, nur die Luftfeuchtigkeit ist doch recht unterschiedlich, und je feuchter es ist, umso weniger ist es dem Körper möglich, über das Schwitzen Wärme abzugeben. Für gesunde Personen ist das lästig, Menschen mit Herz-Kreislauf-Erkrankungen sollten es sich wirklich überlegen, ob sie das Risiko der Reise in ein tropisches Land eingehen wollen, da die Belastung durch die Hitze für den Kreislauf zu hoch sein könnte.

Ungewohnt hohe Temperaturen führen zu einem verstärkten Verlust von Wasser und wertvollen Mineralien (Natrium, Kalium, Chlor, Calcium etc.). Kommen jetzt auch noch Anstrengungen wie Wandern oder Joggen hinzu, können Kopfschmerzen, Schwindel und Übelkeit auftreten, im schlimmeren Fall kommt es zu einem Hitzschlag.

Der Hitzschlag ist ein lebensbedrohender Notfall! Er kommt bei extremen körperlichen Belastungen und hohen Außentemperaturen mit hoher Luftfeuchtigkeit, Windstille und ungenügender Flüssigkeitszufuhr vor. Die Sonne muss dabei nicht unbedingt scheinen. Als wesentliches Unterscheidungsmerkmal zum Hitzekollaps, der sehr viel weniger gefährlich ist, dienen der Zustand der Haut und die Körpertemperatur: eine heiße, trockene, gerötete Haut, erhöhte Körpertemperatur (40-41 °C) und eine hohe Pulsfrequenz sprechen für den Hitzschlag.

Sofortige Behandlung ist erforderlich: so schnell wie möglich abkühlen! Die betroffene Person entkleiden, in feuchte, kalte Bettlaken wickeln, Eis auf die großen Gefäße (Leisten, Achseln, Halsbereich) legen, Gabe von kalten Getränken, wenn die Bewusstseinslage es zulässt, und ab ins Krankenhaus, wo die weitere Therapie erfolgt. Sie sollten alle 10 Minuten die Temperatur messen, ein schneller Abfall ist günstig; die Körpertemperatur sollte aber nicht unter 38,5 °C sinken, um eine Unterkühlung zu vermeiden. Ein nicht behandelter Hitzschlag kann zum Tod führen oder, wenn er unbehandelt überlebt wird, Hirnschäden hinterlassen.

Demgegenüber ist der **Hitzekollaps** meist mit Schweißausbrüchen und langsamem Puls verbunden, die Haut ist eher kalt, feucht und blass und damit gut zu unterscheiden vom Hitzschlag.

Die betroffene Person wird flach gelagert, die Beine werden hochgelegt und kleine Mengen von gekühlter, salziger Flüssigkeit sollten alle paar Minuten verabreicht werden. Nach Auffüllung des Blutvolumens tritt bald wieder der Normalzustand ein.

Hitzekrämpfe entstehen bei erhöhter körperlicher Belastung, exzessivem Schwitzen bei hohen Außentemperaturen und ungenügender Flüssigkeits- und Mineralienzufuhr. Zunächst sind Hände und Füße betroffen, es können allerdings auch Bauchmuskelkrämpfe auftreten.

Eine Lösung, die Wasser- und Mineralienverlust ausgleicht, kann mit einfachen Mitteln hergestellt werden: auf einen Liter Wasser einen halben gestrichenen Teelöffel Salz und acht gestrichene Teelöffel Zucker geben, zur Verbesserung des Geschmacks können ausgepresste oder gequetschte Früchte hinzugegeben werden, gequetschte Bananen verbessern zudem den Kaliumhaushalt (☞ Kapitel „Durchfall“).

Vorbeugen können Sie dem Wasserverlust durch das Trinken von Mineralwasser, je nach Anstrengung 2-3 Liter mehr, als normalerweise getrunken wird. Zusätzlich bei extremen Belastungen (Bergsteigen): Salztabletten einnehmen.

Starkes Schwitzen erzeugt in Hautfalten (Leiste, Bauch, Brüste, Ano-Genitalbereich) besonders bei Übergewichtigen juckende Hautrötungen; diese Gegenden werden dann auch schnell mal von Pilzen heimgesucht. Behandlung: mit Gaze oder Leinentüchern trocken halten, zweimal täglich mit klarem Wasser waschen und anschließend *CLOTRIMAZOL-Creme* (CLOTRIMAZOL AL etc.) für zwei bis drei Wochen auftragen (☞ Kapitel „Haut, Allergien").

In höher gelegenen Gebieten ist der Temperaturunterschied zwischen Tag und Nacht oft groß. In Drittweltländern haben die Häuser auch in größeren Höhen keine Isolierung und sind selten beheizt. Es kann dort nachts empfindlich kalt werden, deshalb warme Kleidung und eventuell einen Schlafsack nicht vergessen. Wohnen Sie in einem Hotel mit Klimaanlage, sollten Sie Pullover und lange Hose anziehen und nachts die Anlage herunterdrehen, sonst ist eine Erkältung vorprogrammiert.

Verstärkte Sonneneinstrahlung erfordert ein den Umständen angepasstes Verhalten: erfahrene Reisende gehen im Schatten. Haut abdecken, Sonnenhut und Sonnenbrille mit UV-Schutz auf und Sonnenschutzmittel mit einem Lichtschutzfaktor über 30 auftragen – am besten eine halbe Stunde, bevor Sie sich der Sonne aussetzen. Sonnenbäder sollten zu Beginn nur wenige Minuten und zuletzt nicht länger als eine Stunde dauern. Leute mit heller Haut und rötlichen Haaren nehmen am besten gar keine Sonnenbäder; die Gefahr, Hautkrebs zu bekommen, ist zu groß.

Höhenkrankheit

Ab etwa 2.000 bis 2.500 m bekommt der gemeine Flachländer Probleme mit der Höhe. Kopfschmerzen, Appetitlosigkeit, Müdigkeit tagsüber und Schlaflosigkeit bei Nacht können auftreten. Entscheidend ist nicht die maximale Höhe, die Sie eventuell kurzzeitig erreicht haben, sondern die Höhe, in der Sie sich für längere Zeit aufhalten, z. B. zur Übernachtung. Ein guter Trainingszustand vermindert die Beschwerden, langsames Anpassen und langsamer Aufstieg mit vielen Pausen auch.

Eine Sonderform dieser Akklimatisationsstörung ist die **akute Bergkrankheit**, die nach schnellem Aufstieg in große Höhen entsteht und wegen erhöhter Flüssigkeitsansammlung in Hirn und Lunge das Leben gefährden kann. Erhebliche Atemnot mit Rasseln in der Lunge und rapider Leistungsabfall sowie Denkstörungen sind die Symptome.

Therapie: sofortiger Abstieg in tiefere Lagen, eventuell werden Sauerstoffgabe und medikamentöse Behandlung im Krankenhaus erforderlich.

Zu dem des Öfteren bei der akuten Bergkrankheit empfohlenen *ACETAZOLAMID* (DIAMOX) schreibt das Arzneimittel-Kursbuch, dass sich bedrohliche Komplikationen wie Hirn- und Lungenödem (verstärkte Wassereinlagerung in diesen Organen, die zum Tode führen kann) nicht vermeiden ließen. Angepasstes Verhalten des Bergtouristen (nicht zu schnell hoch, Fitness, Aufklärung über die Symptome der Höhenkrankheit) könne das Medikament nicht ersetzen. Auch in neueren Ausgaben des Kursbuches ist die Bewertung des Mittels ähnlich.

Allenfalls bei Leuten mit lang andauernden Akklimatisationsbeschwerden in mittleren Höhen mag *ACETZOLAMID* eine Hilfe sein.

Fazit: Besser langsam anpassen, als schnell sterben.

Gefahren, die von Tieren ausgehen

Tollwut

Wer zutrauliche Hunde und Katzen in fremden Ländern streichelt, ist selbst schuld. Nicht nur wegen der Flöhe. Es gibt nicht so sehr viele Länder auf der Welt, die wirklich tollwutfrei sind – die meisten liegen in Europa, Deutschland ist mittlerweile auch tollwutfrei, außer bei den Fledermäusen. Über die Tollwutverbreitung können Sie sich vor der Reise beim Hausarzt oder der örtlichen reisemedizinischen Beratungsstelle informieren.

Zeigen sich Tiere der freien Wildbahn, die den Menschen normalerweise meiden, wie z. B. Füchse, Schakale, Waschbären oder Affen, zugänglich, sollten Sie immer an Tollwut denken. Ebenso bei Hunden, Katzen, die Sie nicht kennen.

Werden Sie gebissen, sollten Sie sofort ein Arzt aufsuchen, der Ihnen Auskunft über den Tollwutstatus der jeweiligen Gegend geben kann. Außerdem muss dort natürlich die Wunde gereinigt und verbunden werden. Stichwort: Tetanus!

Die Inkubationszeit – Zeit zwischen Biss und Ausbruch der Krankheit – kann bei Tollwut bis zu einem Jahr betragen und wenn sie ausbricht, ist sie meist tödlich. Also lieber gleich nach einem Biss impfen lassen, auch wenn die Impfung ziemlich aufwendig ist. Es sind fünf Impfungen mit Tollwut-Vakzine nötig – die erste am Tag des Bisses, die letzte nach vier Wochen – sowie bei schweren Bisswunden eine einmalige Injektion mit Antikörpern (Immunoglobine) am Tag des Bisses. Ist das beißende Tier unter Kontrolle und zeigen sich bei ihm nach fünf Tagen keine Krankheitszeichen, kann die Impfung abgebrochen werden. Die Tollwut ist eine – meist tödliche – Viruserkrankung des Gehirns und der Hirnhäute.

Eine laxe Einstellung gegenüber der Impfung kann fatale Folgen haben, wenn Sie schon längst nicht mehr an den Biss denken.

Schlangen

Die Angaben über die jährlichen Schlangenbisse schwanken zwischen 500.000 und 1,5 Millionen. Davon enden zwischen 30.000 und 40.000 tödlich, wovon 25.000 bis 35.000 in Asien, 3.000 bis 4.000 in Südamerika, der Rest in der übrigen Welt passieren. Wie viele Opfer davon Touristen sind, entzieht sich dem Wissen des Autors. Wahrscheinlich nur ein Bruchteil.

Was können Sie tun, um Bisse zu vermeiden? Schlangen sind nachtaktive Tiere, tagsüber verkriechen sie sich und werden nur aggressiv, wenn sie sich angegriffen fühlen und nicht fliehen können. Man tut also gut daran, nicht nachts, vor allem in ländlichen Gegenden, herumzulaufen. Wer in Schlangengegenden unterwegs ist, trägt tunlichst feste, eventuell halbhohe Schuhe oder Lederstiefel und lange Hosen – Lederhosen sind gut, Jeans bieten auch Schutz. Aber bitte nicht aufkrempeln, auch wenn`s warm wird.

Wenn man sieht, wie manche Pauschaltouristen – der Herr bewahre mir meine Vorurteile – mit Shorts und Badelatschen durch die Wildnis tapern, dann kann einem schlecht werden. Und wenn sie einen dann auch noch auslachen, weil man bei der Hitze so warm angezogen ist ... alles schon erlebt.

Und nicht zu neugierig sein und unter jedes Brett gucken – das kann tödlich sein.

Wenn gewandert wird und bei schwierigen Passagen die Hände benutzt werden müssen: Arbeitshandschuhe an, aber nicht die mit Stoff auf dem Handrücken.

Was, wenn es aber trotz aller Vorsicht passiert und Sie gebissen werden? So leid es mir für die Schlange tut, die einem ja eigentlich nichts Böses wollte, sondern nur Angst hatte: Falls Sie selbst oder eine Begleitperson die Zeit finden, sollten Sie ihr mit einem Stock einen kräftigen Schlag hinter den Kopf geben und ihr damit das Leben nehmen, damit klar ist, welches Schlangen-Antiserum man gibt, wenn es nötig wird. Es gibt sogenannte polyvalente Seren, die gegen so ziemlich alle Schlangengifte wirken, die in der jeweiligen Gegend relevant sind, und monovalente, die gegen das Gift einer einzigen Schlangenart wirken. Je polyvalenter, umso nebenwirkungsreicher sind sie, deshalb ist monovalentes Serum für eine bekannte Schlangenart immer besser. Aber die tote Schlange sollten Sie auch mit ins nächste Krankenhaus nehmen!

So weit ist es allerdings noch nicht, wir befinden uns noch in der Wildnis und sind hoffentlich nicht allein. Wichtigste Maßnahme: Ruhe bewahren und verletztes Körperteil nicht bewegen. Und jetzt bitte alles vergessen, was man in

Abenteuerbüchern über Schlangenbisse gelesen hat. Also bloß nicht die Wunde aussaugen! Keine Schnitte in die Wunde ritzen! Nicht knapp oberhalb der Bissstelle herzwärts abbinden!

Sondern: erst einmal in Ruhe die Bissstelle untersuchen. Ist die Haut überhaupt verletzt und wenn ja, wie tief geht die Verletzung? Befinden sich markante (meistens zwei) Bissmarken neben weniger markanten? Dann war's leider eine Giftschlange. Nicht giftige Schlangenbisse zeigen nebeneinanderliegende Reihen von gleichartigen, eher oberflächlichen Bissmarken. Und natürlich auch das Gebiss der toten Schlange untersuchen: Die Giftzähne sind immer größer als die anderen, entweder ganz vorn, fest oder einklappbar, oder ganz hinten und immer zwei.

Nicht jeder Biss, selbst einer äußerst giftigen Schlange, muss tödlich sein, z. B. kann sie ja kurz vorher schon woanders zugebissen haben, und dann sind die Giftdrüsen ziemlich leer. Ich habe von einem Schlangenmeister im Zoo Berlin-Friedrichsfelde gehört, der 93-mal von einer Giftschlange gebissen wurde, und es war, wie er selbst sagte, kein einziger Todesfall dabei.

Nun erstmal die Wunde waschen, falls Wasser vorhanden ist, aber nicht zu kräftig. Ansonsten Giftreste mit einem Lappen von der Haut wischen. Im Anschluss an die Reinigung wird der Teil des Körpers, in dem die Bissstelle liegt – meist ist es ja ein Bein –, ruhiggestellt. Je mehr Bewegung, umso schneller breitet sich das Gift aus. Zunächst bandagieren Sie das Bein von den Zehen bis zum Oberschenkel – bei Wanderungen sind ja meist elastische Binden im Gepäck (sehr wichtig) –, und zwar so fest, dass gerade noch der Puls hinter dem Innenknöchel zu fühlen ist. Beim Arm verfährt man, wenn nötig, ebenso von den Fingerspitzen bis zum Oberarm; der Puls wird hier an der Innenseite des Handgelenks gefühlt. Fühlen Sie keinen Puls mehr, müssen Sie den Verband etwas lockern. Nun wird das Bein – oder der Arm – geschient, mit einem Ast, einem Brett oder was auch immer.

Nichts zu essen oder trinken geben, vor allem keinen Alkohol!

Bei Schmerzen: Paracetamol 2 Tabletten, kein Aspirin!

Besteht die Gefahr, dass das Bissopfer bewusstlos wird: bringen Sie die Person in stabile Seitenlage. Abtransport auf selbstgebastelter Trage, wenn möglich ins nächste Krankenhaus, wo alle weiteren Maßnahmen durchgeführt werden.

Ein Schlangen-Antiserum wird wegen der Gefahr des allergischen Schocks nur dann gegeben, wenn wirklich Symptome einer Vergiftung auftreten – und das kann auch noch nach vielen Stunden sein.

Es ist eher gefährlich, Antiserum auf eine Wanderung mitzunehmen, wenn keine Behandlungsmöglichkeit des allergischen Schocks besteht. Von der notwendigen Kühlung des Serums ganz zu schweigen.

Skorpione

In warmen Ländern finden sich viele Skorpionarten, von denen aber nur wenige den Menschen umbringen können. Die gefährlichsten leben in Wüsten und Steppen.

Auch Skorpione sind nachtaktiv, tagsüber verkriechen sie sich in Felsspalten, Mauerritzen und unter Steinen, manchmal aber leider auch in Schuhen und Kleidern. Also beim morgendlichen Anziehen in der Oase schön aufpassen.

Gefährdet sind hauptsächlich Kleinkinder und alte Menschen. Wird man gestochen, sind lokale Erste-Hilfe-Maßnahmen wie Aussaugen des Giftes oder Kreuzschnitte sinnlos.

Betroffenen Körperteil – meist Arm oder Bein – wie beim Schlangenbiss ruhigstellen und ab ins nächste Krankenhaus zur Verabreichung von einem Skorpion-Antiserum, wenn nötig.

Spinnen

Ca. 26.000 Spinnenarten bevölkern die Erde und nur ganz wenige werden den Menschen gefährlich. Am bekanntesten ist die **Schwarze Witwe** aus der Familie der Kugelspinnen; sie schlägt auch am häufigsten zu. Mehrere Todesfälle werden jährlich gemeldet.

Am gefährlichsten sind allerdings **Kammspinnen** aus Südamerika, die bisweilen mit Bananenimporten nach Europa kommen und bis zu 30 cm weit springen können. Beißt so eine zu, kommt es bei Nichtbehandlung zum Tod durch Atemlähmung.

Zu den Wolfsspinnen gehört die **Tarantel**, deren Biss äußerst schmerzhaft, aber nicht tödlich ist. Es ist aber ein Märchen, dass die erste Tarantella nach dem Biss einer dieser Spinnen getanzt wurde. Taranteln beißen auch im südlichen Europa.

Erste Hilfe durch den Laien: ☞ Kapitel „Schlangen“, weitere Therapie mit Spinnen-Antiserum, wenn nötig. Beim Biss der Kammspinne eventuell künstliche Beatmung.

Zecken

Zecken kommen in unseren Breiten hauptsächlich als Überträger von zwei Krankheiten in Frage: der **Borreliose** und der **Frühsommer-Meningoencephalitis (FSME)**, wobei die Gefahr, an einer Borreliose zu erkranken, größer ist. Den Menschen befallen hauptsächlich die Zwischenstadien der Zecken, die sogenannten Nymphen. Sie sind mehrere Millimeter groß, grau und können, wenn sie mit

Blut vollgesaugt sind, einen Durchmesser von bis zu einem Zentimeter haben. Den ausgewachsenen Holzbock, 2 bis 3 cm lang, sieht man seltener.

Die beste Krankheitsprophylaxe ist hier wiederum die Vermeidung eines Bisses. Zecken halten sich bevorzugt in unterholzreichen Mischwäldern, aber auch an Hecken, Flussauen und grasbewachsenen Wegrändern auf. Oberhalb von 800 bis 1.000 m trifft man sie wegen der großen Temperaturunterschiede zwischen Tag und Nacht nicht an. Aktiv sind sie zwischen März und Oktober. Das Risiko, gebissen zu werden, lässt sich folgendermaßen verringern:

- Benutzung von Wanderwegen, Meiden von Unterholz
- geschlossene Schuhe, lange Hosen, Hemden, die am Hals gut schließen
- Repellents an freien Hautflächen benutzen, bei starker Schweißabsonderung mehrfach täglich auftragen, aber nur, wenn sie auch Zecken fernhalten, wie z. B. ANTIBRUMM.
- Alle zwei Stunden Haut nach Zecken absuchen, besonders Kopf, Hals, Ohren, Ellen- und Kniebeugen, Leisten, Hände und Füße.

Hat sich nun wider Erwarten und trotz aller Vorsichtsmaßnahmen eine Zecke auf der Haut festgesetzt, gehen Sie folgendermaßen vor:

- Je früher eine Zecke entfernt wird, umso geringer ist die Gefahr der Übertragung einer Krankheit.
- Kein Öl, Petroleum, Spiritus oder Klebstoff benutzen, da dann die Zecke im Todeskampf verstärkt Speichel absondert und mehr an Keimen überfließen kann.
- Die Zecke mit einer Pinzette oder zur Not mit den Fingernägeln nahe an der Haut fassen und vorsichtig linksherum herausdrehen.
- Die Zecke nicht zerquetschen!
- Reißt der Kopf beim Herausziehen in der Haut ab, ist das nicht so schlimm, denn der Kopf ist nicht infektiös. Sie können ihn mit einer spitzen Pinzette oder einer Kanülenspitze in Ruhe entfernen.
- Anschließend *POLYVIDON-JOD*-Salbe zur Vermeidung einer Wundinfektion benutzen; ☞ Tetanus!
- Die Bissstelle vier Wochen beobachten, um eventuell die Ausbildung des ersten Anzeichens der Borreliose, eines **Erythema chronicum migrans** (chronische Wanderrötung, d. h. die Rötung wird größer und hat nichts damit zu tun, dass man sich den Zeckenbiss eventuell beim Wandern eingefangen hat) zu erkennen.

Zur Borreliose (bakterielle Erkrankung)
Die Gefahr, nach einem Zeckenbiss zu erkranken, beträgt in Deutschland ca. 1 % (eine Erkrankung auf 100 Zeckenbisse). Das Infektionsrisiko hängt von der Dauer der Haftzeit einer Zecke an der Haut ab und steigt jenseits von 24 Stunden deutlich an. In Schleswig-Holstein ist man weniger gefährdet als in Bayern; am schlimmsten ist die Situation in den Neuenglandstaaten der USA. Also: alle paar Stunden bei einer Waldwanderung die Haut auf Zecken absuchen (☞ S. 25). Erscheint nach einem Zeckenbiss eine Rötung um die Bissstelle herum, die sich ausbreitet (Erythema chronicum migrans, ☞ S. 26), sollten Sie sofort zum Arzt, da eine Antibiotikabehandlung die Erkrankung bald aufhält. Da in unseren Breiten ein Arzt schnell erreicht werden kann, halte ich in diesem Fall einen Verzicht auf Selbstmedikation für besser. Nicht behandelte Borreliosen können Spätfolgen an Herz, Nervensystem und Gelenken nach sich ziehen.

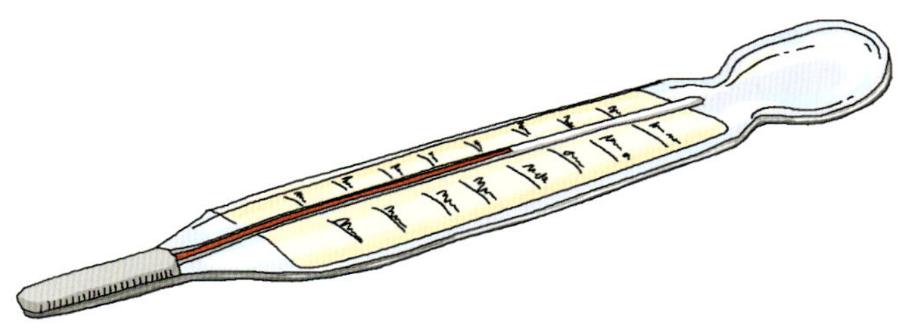

Zur FSME (Frühsommer-Hirnhaut-/Hirnentzündung, eine Viruserkrankung)
Eine Impfung empfiehlt sich für Landarbeiter, Forstpersonal, Jäger, Wanderer und Camper bei Aufenthalten in Süddeutschland in Waldgebieten und entlang der großen Flusstäler, in Österreich, Osteuropa, Südskandinavien inklusive Seeland (Dänemark) und Nordasien.

Bei allen anderen Personenkreisen erscheint das Impfrisiko (Nerven- und Hirnschäden, Krampfanfälle) größer als der therapeutische Nutzen, zumal bei einer Infektion selten Dauerschäden zurückbleiben.

In Nordamerika kann zehn bis vierzehn Tage nach einem Zeckenbiss das Zeckenbissfieber (**Rocky-Mountains-spotted-fever**) mit hohem Fieber, Kopf- und Gliederschmerzen sowie charakteristischen roten Flecken auftreten. Falls kein

Arzt erreichbar sein sollte: *DOXYCYCLIN* 2x100 mg/Tag (z. B. DOXYCYCLIN AL u. a.) bis drei Tage nach der Entfieberung.

Tausendfüßler

Vorsicht, nicht anfassen! Manche von ihnen haben Giftklauen, der Stich ist etwa so schmerzhaft wie der einer Wespe. Berichte über Todesfälle sind mit Skepsis zu bewerten, eine spezifische Therapie ist nicht bekannt.

Insekten

Das Gefährliche an Insektenstichen ist weniger die Giftwirkung als vielmehr die allergische Reaktion auf einen Stich, die durch den allergischen Schock zum Tode führen kann. Tritt nach einem Insektenstich eine schwere Reaktion auf – Nesselsucht, Kreislaufreaktion, Atemstörung –, sollte sofort Cortison und Antihistaminika gegeben werden (☞ Kapitel „Haut, Allergien") und ab ins nächste Krankenhaus. Infizierte Insektenstiche werden mit Polyvidon-Jod-Salbe behandelt. Leute, die bekanntermaßen auf Insektenstiche allergisch reagieren, sollten ein Notfallbesteck dabeihaben, dessen Benutzung aber vorher auch geübt werden sollte.

Sandfliegen sind keine Fliegen, sondern Mücken und haben ihren Namen nicht nach ihrem Aufenthaltsort, sondern ihrer Farbe wegen erhalten – im Gegensatz zu den Sandflöhen, die wirklich hauptsächlich in sandigen Böden vorkommen. Bitte nicht verwechseln. Sandfliegen übertragen eine Parasitenerkrankung, die **Leishmaniose**.

Die Haut-Leishmaniose (Orient-Beule, s. a. 🕮 Karl May: Sir David Lindsay in „Von Bagdad nach Stambul"; ach, lang ist's her) kommt vor im Mittelmeerraum, Nordafrika, Vorder- und Südasien; die Leishmaniose der inneren Organe im Mittelmeerraum, Indien, Ostafrika und Brasilien. Gefährlicher ist allerdings die Erkrankung der inneren Organe, die unbehandelt zum Tode führen kann. Ab Sonnenuntergang Repellents (z. B. NOBITE) benutzen und dort, wo Sandfliegen sind, nicht ohne Moskitonetz schlafen. Sandfliegen beißen wie Malariamücken nicht nur in der Dämmerung, sondern auch nachts.

Da Hunde das Hauptreservoir für die Parasiten sind, sollten Sie einen Hund, den Sie in den belasteten Gegenden von der Straße aufgesammelt haben, unbedingt von einem Tierarzt untersuchen lassen.

Eine Besonderheit findet man noch in Mittel- und Südamerika: die **Raubwanzen**. Sie sind die Überträger der **Chagas-Krankheit**, einer gefährlichen Parasiteninfektion. Mit unseren Wanzen sind sie nicht zu vergleichen, sie sind größer und vor allem schneller. Nachts beißen sie Schlafenden ins Gesicht. Normalerweise sitzen sie in Mauerritzen oder defekten Holz-/Bambuswänden. Beim Aufsuchen einer Übernachtungsmöglichkeit also darauf achten, dass die Wände innen und außen verputzt sind.

Mückenschutz: ☞ Kapitel „Malaria“

Fische

Wer tauchen geht, sollte unter Wasser besser nichts anfassen. Der vermeintlich bizarre Stein könnte eventuell ein **Steinfisch** sein, der sein hochpotentes Gift über einen verborgenen Stachel abgibt.

Das zu den Drachenfischen zählende **Petermännchen** hat ebenfalls einen Giftstachel. Es kommt im Mittelmeer, aber auch in der Nordsee vor.

Sie sollten nicht in Felshöhlungen greifen, auch **Muränenbisse** sind giftig, wenn auch nicht tödlich.

Beim Heranschwimmen an den Strand aufpassen, dass Sie nicht auf einen **Stachelrochen** treten. Sie liegen oft leicht in den Sand eingebuddelt im warmen Wasser vor dem Strand. Mehrere Arten kommen in tropischen Meeren vor und nicht alle sind so groß wie der Manta. An der Unterseite des Stachels befinden sich Giftdrüsen, die ihr Sekret abgeben, sobald der Stachel in die Haut eindringt. Stiche von Giftfischen sind meist sehr schmerzhaft; Todesfälle wurden beschrieben.

Barrakudas sehen, wenn sie groß genug sind, ziemlich angsteinflößend aus, besonders, wenn sie einen beim Schnorcheln beobachten. Sie beißen Menschen aber eigentlich nicht. Gefährlich werden sie erst, wenn sie tot sind: durch den Genuss von Barrakudafleisch in der Karibik, dem Indischen Ozean und im Pazifik (zum Glück nur dort) kann die **Ciguatera** erzeugt werden, eine Nervenvergiftung, die mit Lähmungserscheinungen, Muskel- und Kopfschmerzen einhergeht. Erstes Anzeichen ist die Umkehr von Sinnesempfindungen, Heißes wird als kalt empfunden, Speiseeis erscheint hingegen plötzlich heiß. Krämpfe, Übelkeit und Durchfälle können hinzutreten. Bis zur völligen Wiederherstellung der Gesundheit vergehen manchmal Monate bis Jahre, sogar Todesfälle sind beschrieben. Neben Barrakudas haben noch viele andere große Fische in der Karibik, dem Pazifik und dem Indischen Ozean dieses Gift im Körper. Beim Fischgenuss sollten Sie also vorsichtig sein, Erkundigungen an Ort und Stelle über das Auftreten von Ciguatera können nicht schaden.

Kugelfische sollten wegen ihres Gifts auf keinen Fall gegessen werden. Das überlassen wir den Japanern, die können damit umgehen.

Und nun noch die **Haie**. 280 Arten gibt's, 6 davon können den Menschen gefährlich werden. Normalerweise gehören Menschen nicht zu ihren Fressopfern, aber ein bisschen Vorsicht ist doch angebracht. Sie halten sich zwar hauptsächlich in warmen Bereichen der Ozeane auf, aber ich habe vor der englischen und französischen Küste große Exemplare gesehen. Blauhaie gibt es auch im Mittelmeer. Tagsüber werden Sie Haie nicht in Wassertiefen von weniger als 3 m antreffen, trotzdem besser nicht mit offenen Wunden schwimmen gehen. Auf Booten kein Frischfleisch über Bord werfen. Nachts nicht schwimmen gehen. An Riffen zum Schnorcheln besser die Innenseiten aufsuchen, wo es flach ist. Beim Schwimmen nicht urinieren. Und wer beim Schnorcheln/Tauchen unbedingt Fische harpunieren muss, der sollte nach einem Treffer sofort das Wasser verlassen, weil sowohl die Bewegung der Fische im Todeskampf als auch das Blut Haie anlocken.

Trotzdem viel Spaß beim Schwimmen!

Schnecken

Manche **Kegelschnecken** schießen durch einen Rüssel ca. 1 cm lange Giftpfeile ab, die mit Leichtigkeit die menschliche Haut durchdringen. Die gefährlichsten Kegelschnecken kommen im Indischen Ozean und im Pazifik vor. Todesfälle durch Atemlähmung sind beschrieben, eine spezifische Therapie ist nicht bekannt.

Eine verbreitete Parasitenerkrankung in Afrika, Asien und Südamerika ist die **Bilharziose, auch als Schistosomiasis bezeichnet**. Sie wird durch sogenannte Pärchenegel (Schistosomen) verursacht. Die Larven werden von Infizierten mit dem Stuhl ausgeschieden und gelangen von dort ins Wasser. Als Zwischenwirte dienen ihnen Wasserschnecken in nicht fließendem, warmem Süßwasser. In Bilharziose-Gegenden nicht in Seen oder Tümpeln baden, auch nicht durchwaten! Mittlerweile befinden sich die Larven sogar in Flüssen und im Meer in der Nähe von Flussmündungen (z. B. Volta-River in Westafrika). Die Larven dringen durch die intakte Haut ein und verbreiten sich im Körper, bevorzugt in Blase, Leber, Darm und Gehirn. Also Vorsicht!

Quallen

Die gefährlichsten Quallen gibt es im Pazifik und in den Gewässern um Australien (**Würfelquallen**, z. B. **Seewespen**). Die Berührung mit ihren Tentakeln kann für den Menschen tödlich sein.

Im tropischen und subtropischen Atlantik findet man die **Portugiesische Galeere**, eine Staatsqualle mit bis zu 30 m langen Tentakeln, die auch schon Todesfälle verursacht hat.

„Normale" Quallenverletzungen werden folgendermaßen behandelt: Opfer aus dem Wasser ziehen, dabei auf die eigene Sicherheit achten. **Haushaltsessig** auf die betreffende Stelle geben, ca. 30 Sekunden einwirken lassen. Wenn kein Essig vorhanden ist, trockenen Sand/Erde auf die betreffende Stelle tun, damit die abgebrochenen Tentakel austrocknen. Keinen Alkohol draufgeben, auch wenn es in manchen Publikationen noch angegeben ist, und auch für mindestens zwei Stunden kein Wasser. Erkennbare Tentakel mit den Fingerspitzen oder einer Pinzette herausziehen. Bandagierung und Immobilisierung des betreffenden Körperteils, wenn möglich, damit sich das Gift nicht ausbreiten kann (☞ Kapitel „Schlangenbisse"), Infektionen vermeiden (*POLYVIDON-JOD*-Salbe). Beim Auftreten von Schocksymptomen Cortison und Antihistaminika (☞ Kapitel „Haut, Allergien").

Seeigel

Abgebrochene Seeigelstachel in der Haut werden mit heißem **Limonen- oder Zitronensaft** beträufelt, der die Stacheln auflöst. Anschließend *POLYVIDON-JOD*-Salbenverband. Besteht Tetanusschutz?

Malaria

Von vielen Reisenden wird die Malaria nicht sehr ernst genommen, dabei ist sie die am weitesten verbreitete Tropenkrankheit überhaupt. Etwa 500 Millionen Menschen sind infiziert, ca. 500.000 Menschen sterben jährlich an der Malaria – besonders häufig Kinder unter fünf Jahren. Last-Minute-Reisen erhöhen die Gefahr der Erkrankung, da in solchen Fällen meist keine Zeit für eine ausreichende Vorbereitung bleibt.

Wollen Sie in ein Land reisen, in dem die Malaria verbreitet ist, stellt sich die Frage, welche Prophylaxe (Vorbeugung) durchgeführt werden soll. Schwangere und Kleinkinder sollten generell nicht in Malariagebiete reisen. Zum einen ist die Ansteckungsgefahr größer, zum anderen sind die Krankheitssymptome schwerer und Schwangere können viele Malariamittel nicht nehmen. Da die Malaria von Mücken übertragen wird – weibliche Mücken der Art Anopheles, die meistens in der Dämmerung und nachts aktiv sind – ist es wesentlich, nicht gestochen zu werden.

Wichtiger als jedes Medikament ist ein Moskitonetz! Es sollte völlig intakt sein und Imprägnierung mit Insektiziden erhöht die Schutzwirkung. Die Aufhängung sollte über Spreizer erfolgen, da man damit das Netz überall aufhängen kann, sogar unter Bäumen. Sie müssen im Bett sitzen können, ohne das Netz zu berühren. Der untere Rand wird unter die Matratze gesteckt, sodass kein Moskito

Zugang zum Innenraum findet. Nach dem Zubettgehen den Netzinnenraum mit der Taschenlampe nach verirrten Moskitos absuchen. Leider schwitzt man mit Netz mehr als ohne, weil die Luftzirkulation gehemmt ist.

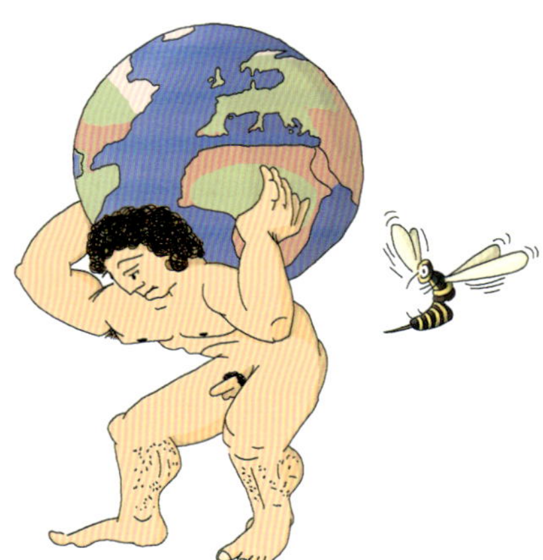

Die Fenster können nachts offengelassen werden, wenn intakte Mückennetze angebracht sind, dasselbe gilt auch für Terrassentüren. Gehen Sie abends aus, sollten Sie helle Kleidung mit langen Ärmeln tragen – dunkle Kleidung strahlt mehr Wärme ab und lockt so die Moskitos an – und am besten auch lange Hosen. Kleidung kann mit **Permethrin** eingesprüht werden. Alle freien Hautpartien sollten mit **Repellents** (z. B. AUTAN, besser DEET-haltige Mittel wie NOBITE oder ANTIBRUMM) eingerieben werden, deren Wirkung aber je nach Schweißabsonderung nur zwei bis vier Stunden anhält.

Auch in nicht malariaverseuchten Gebieten empfehlen sich diese Maßnahmen, denn Mücken können einem nachts den Schlaf rauben. Außerdem werden auch andere Erkrankungen, wie z. B. das Dengue-Fieber, von Mücken übertragen.

Insektensprays sollten nur dann verwandt werden, wenn weder Moskitonetz noch Repellents zur Verfügung stehen. Repellents + Spray muten dem menschlichen Körper ein bisschen viel Gift zu.

Moskito-Coils sind Spiralen zum Abbrennen, betäuben aber die Mücken nur. Sind sie abgebrannt, bevor es hell geworden ist – und das geschieht nicht selten – wachen die Plagegeister vorzeitig auf und sind dann besonders aggressiv, weil sie hungrig sind.

Klimaanlagen sind ein guter Mückenschutz, laufende Ventilatoren auch.

Die Form der **medikamentösen Prophylaxe** richtet sich nach den verschiedenen Erregern der Malaria. Man unterscheidet fünf Formen, Plasmodien genannt:

Plasmodium malariae, Plasmodium ovale, Plasmodium vivax und Plasmodium falciparum sowie neu hinzugekommen das Plasmodium knowlesi, das sich momentan in Südostasien ausbreitet.

Plasmodium malariae und Plasmodium ovale können vernachlässigt werden. Plasmodium vivax bringt das Drei-Tage-Wechselfieber und ist nicht so gefährlich, bedarf aber wegen einer hohen Rückfallquote der Erwähnung. Es ist bekannt als Auslöser der berühmten Fieberanfälle von Tropenreisenden, wenn sie schon längst wieder zu Hause sind.

Die größte Gefahr geht jedoch vom **Plasmodium falciparum** aus, das die **Malaria tropica** erzeugt, eine Erkrankung, die neben dem Fieber die unterschiedlichsten Symptome wie Durchfall, Husten oder Erkältung zeigen kann, aber auch für die Hirnmalaria verantwortlich ist. Sie fordert die meisten Opfer.

Wichtig: Eine Periodik von Fieber und fieberfreien Intervallen existiert bei der Malaria tropica nicht!

Die Symptome bei Infektion mit **Plasmodium knowlesi** ähneln denen der **Malaria tropica!**

Zu den Medikamenten

Die WHO (Weltgesundheitsorganisation) hat die Erde in unterschiedliche Regionen eingeteilt, je nachdem, ob eine regelmäßige Malariaprophylaxe (Vorbeugung) mit unterschiedlichen Medikamenten oder eine Notfalltherapie beim Auftreten von Malariasymptomen notwendig ist (Stand-by).

Regelmäßige medikamentöse Prophylaxe wird dort betrieben, wo man ohne Medikamente als Ausländer wahrscheinlich eine Malaria bekäme.

Medikamentöse Prophylaxe

Im **gesamten tropischen Afrika** unterhalb 2.500 m südlich von Marokko/Westsahara, Algerien, Libyen, Ägypten und nördlich der Republik Südafrika (wobei der Krüger-Nationalpark als Malariagebiet gilt) sollte eine Malariaprophylaxe durchgeführt werden. Mittel der Wahl ist MALARONE *(ATOVAQUON/PROGUANIL)*, alternativ LARIAM *(MEFLOQUIN)* oder DOXYCYCLIN (DOXYCYCLIN – verschiedene Firmennamen).

Diese Regelung gilt in **Asien** auch für Indien im Hügelland von Orissa und in den Landesteilen, die nördlich und östlich von Bangladesch liegen, während der Zeit des Südwest-Monsuns sowie für Neuguinea, die Salomoninseln und Indonesien (alle Inseln östlich von Bali).

Dazu in **Südamerika** fünf Provinzen in Brasilien (☞ S. 34) und Teile von Surinam, Französisch-Guayana und Guyana.

Stand-by-Medikation

In allen übrigen Malariaregionen wird eine Stand-by-Medikation empfohlen, d. h.: Mittel mitnehmen und im Notfall zur Therapie anwenden.

Es ist besser, die Medikamente nicht im tropischen Reiseland zu kaufen, da dort sehr oft nicht das drin ist, was draufsteht.

In folgenden Gebieten gilt die Stand-by-Medikation:

Mittelamerika

In ganz Mittelamerika einschließlich der Dominikanischen Republik und Haiti (nicht aber auf den übrigen karibischen Inseln): *CHLOROQUIN* (RESOCHIN) als Stand-by-Medikation. Ausnahme: Panama östlich der Kanalzone im Grenzgebiet zu Kolumbien. Dort sollte sowohl in der medikamentösen Prophylaxe als auch in der Stand-by-Therapie das südamerikanische Management angewandt werden.

Südamerika

MALARONE, RIAMET oder LARIAM als Stand-by-Medikation.

✋ Ausnahme: Für die brasilianischen Provinzen Rondonia, Roraima, Amazonas, Acre und Amapá sowie Teile von Surinam, Französisch-Guayana und Guyana (☞ S. 34) gilt die gleiche Prophylaxe wie im tropischen Afrika: MALARONE, LARIAM oder *DOXYCYCLIN* als Dauermedikation.

Vorderasien inklusive Pakistan

MALARONE, RIAMET oder LARIAM als Stand-by-Medikation.

Hinterindien (Burma bis Vietnam)

Stand-by-Medikation mit MALARONE oder RIAMET. Es bestehen erhebliche Resistenzen gegen Lariam als Folge des Vietnamkrieges.

Ozeanien

Auf der Inselgruppe Vanuatu im westlichen Pazifik werden MALARONE, RIAMET oder LARIAM als Stand-by-Medikation empfohlen.

Wie sollen diese Medikamente eingenommen werden?

Medikamentöse Prophylaxe

ATOVAQUON/PROGUANIL **= MALARONE**

Eine Tablette pro Tag mit einer fettreichen Mahlzeit oder mit Milch einnehmen:

Beginn: 1-2 Tage vor Einreise in das betreffende Gebiet

Beendigung: 7 Tage nach Verlassen des Malariagebietes

Die Einnahmebegrenzung auf 28 Tage wurde aufgehoben.

MEFLOQUIN **= LARIAM**

Beginn: 2 (bis 3) Wochen vor Einreise in das betreffende Gebiet, und zwar eine Tablette zu 250 mg an einem ganz bestimmten Tag der Woche zu einer ganz bestimmten Uhrzeit, bei einem Körpergewicht > 90 kg: 1 ½ Tabletten/Tag, bei einem Körpergewicht > 120 kg: 2 Tabletten/Tag.

Beendigung der Einnahme: 4 Wochen nach Rückkehr in die Heimat

Leider hat die Firma Roche im Jahre 2016 die Zulassung von LARIAM *(MEFLOQUIN)* für den deutschen Arzneimittelmarkt zurückgezogen. Das bedeutet, dass dieses Mittel über die Auslandsapotheken bezogen werden muss, deutsche Apotheken können nur noch ihre Reste abverkaufen. Hierzu der Kommentar der Deutschen Tropenmedizinischen Gesellschaft:

„Die DTG bedauert diese Entscheidung von Roche Pharma AG – wir sehen durchaus Indikationen für LARIAM in der Malariaprophylaxe, so bei Personen, die Lariam in der Vergangenheit gut vertragen haben, im Einzelfall auch einmal bei Schwangeren, ggf. auch bei Reisenden mit Kontraindikationen gegen andere Prophylaxe-Mittel, insbesondere manchmal auch bei Langzeitaufenthalten."

DOXYCYCLIN

In Deutschland ist es offiziell nicht zugelassen, obwohl es von der WHO empfohlen wird. Daher besteht keine Haftung durch Pharmafirmen bei Problemen. Trotzdem ist es empfehlenswert, soweit keine Unverträglichkeiten bestehen. Lange erprobtes Medikament.

Dosierung: 1 x tägl. 1 Tablette zu 100 mg

Beginn: 1 Tag vor Einreise in das Malariagebiet

Beendigung: 4 Wochen nach Verlassen des Malariagebietes

CHLOROQUIN+PROGUANIL **= RESOCHIN+PALUDRINE**

Nur noch in ganz seltenen Ausnahmen empfohlen (☞ S. 39).

Stand-by-Medikation

Falls Fieber auftritt, sollte zuerst ein Arzt konsultiert werden, der Blut abnimmt (dreimal innerhalb von 1-2 Tagen) und feststellt, ob eine Malaria besteht, da ja auch andere fieberhafte Infekte wie zum Beispiel das Dengue-Fieber oder Darminfektionen auftreten können, bei denen das Malariamittel dann die falsche Therapie wäre.

Es kann nicht oft genug betont werden, dass die Stand-by-(Notfall)-Medikation nur dann ohne vorherige Diagnostik zur Anwendung kommen sollte, wenn beim Auftreten von Fieber und anderen Malariasymptomen kein örtlicher Arzt und auch kein Krankenhaus erreicht werden kann. Für den normalen Touristen sind das nur Ausnahmesituationen wie z. B. Trekking im Dschungel.

Es wird jedoch empfohlen, die Stand-by-Medikation immer mitzunehmen, da im tropischen Ausland nicht immer das in der Packung drin ist, was draufsteht.

Als Stand-by-Medikation werden folgende Medikamente empfohlen:

ATOVAQUON/PROGUANIL =	MALARONE
ARTEMETHER/LUMEFANTRIN =	RIAMET
MEFLOQUIN =	LARIAM
CHLOROQUIN =	RESOCHIN, WEIMERQUIN

Das neue Mittel EURARTESIM erscheint aufgrund des vorgeschriebenen EKG-Monitorings während der Behandlung nicht für die Stand-by-Behandlung geeignet.

Dosierungen bei Notfalltherapie

- ATOVAQUON/PROGUANIL (MALARONE): an 3 aufeinander folgenden Tagen je 4 Tabletten auf einmal einnehmen
- ARTEMETHER/LUMEFANTRIN (RIAMET): je 4 Tabletten zum Zeitpunkt 0 – 8 – 24 – 36 – 48 und 60 Stunden (also 6 x 4 Tabletten innerhalb von 60 Stunden) einnehmen
- MEFLOQUIN (LARIAM):
  Beginn: 3 Tabletten = 750 mg
  Nach 6-8 Stunden: 2 Tabletten = 500 mg
  Bei Körpergewicht > 60 kg: nach 6-8 Stunden nochmals 1 Tablette = 250 mg
- CHLOROQUIN (RESOCHIN, WEIMERQUIN):
  Beginn: 4 Tabletten à 150 mg = 600 mg

Nach 6 Stunden: 2 Tabletten à 150 mg = 300 mg
2. und 3. Tag: je 2 Tabletten à 150 mg = 300 mg

Kontraindikationen

Kommen wir nun zu dem, was man vor einer Reise nicht so gerne liest, den **Kontraindikationen (Gegenanzeigen)** der Malariamedikamente. Aber es ist wichtig, sie zu kennen, da die Nebenwirkungen dieser Mittel ganz erheblich sein können. Sie treten bei der medikamentösen Prophylaxe natürlich seltener und schwächer auf als bei der Notfallmedikation. Die Einnahmeverbote gelten allerdings sowohl für die Prophylaxe als auch für die Therapie.

MEFLOQUIN **(LARIAM)**

Lariam eignet sich nicht für Leute mit **organischen Herzkrankheiten und Herzrhythmusstörungen**. Diese sollten sich sowieso überlegen, ob sie überhaupt in die Tropen fahren, da die Klimabelastung doch sehr hoch sein kann.

Besteht eine **psychische Erkrankung (z. B. Depression, Schizophrenie o. Ä.)** oder hat es eine solche Krankheit in der Vorgeschichte gegeben, darf Lariam auf keinen Fall genommen werden; ebenso wenig bei **Epilepsie**.

In den ersten **drei Monaten der Schwangerschaft und in der Stillzeit** besteht ebenfalls Einnahmeverbot. Verhütung der Schwangerschaft drei Monate nach Einnahme sicherstellen.

Für Schwangere im 2. und 3. Trimenon (4.-9. Monat) besteht eine relative Kontraindikation. Bei hoher Resistenzrate der Erreger gegen Chloroquin und Proguanil, das normalerweise für Schwangere empfohlen wird, wäre es wenig sinnvoll, diese Mittel einzusetzen. Nigeria beispielsweise weist eine Resistenzrate von 80 % gegen Chloroquin und Proguanil auf, was den Schutz gegen Null gehen lässt. In diesem Falle, falls die Reise einer Schwangeren z. B. nach Nigeria nicht zu vermeiden ist, kann ab dem 4. Monat der Schwangerschaft Lariam in der normalen Dosierung zum Einsatz kommen. Die Gefahr, an Malaria zu erkranken, ist in diesem Falle höher einzuschätzen als die eventuell schädigende Wirkung des Malariamittels.

Lariam ist für **Taucher und Piloten** nicht geeignet, weder zur Prophylaxe noch zur Therapie, da Feinkoordination und räumliche Orientierung unter der Medikation gestört sein können.

Allgemeine Symptome wie Übelkeit, Kopfschmerzen und Müdigkeit treten sehr häufig auf, Magen-Darm-Beschwerden häufig.

ATOVAQUON/PROGUANIL (MALARONE)

Einnahmeverbot bei **Ausscheidungsschwäche der Nieren** sowie in **Schwangerschaft und Stillzeit**.

Häufig sind Allgemeinsymptome und Magen-Darm-Störungen. Es wird etwas besser vertragen als Lariam.

ARTEMETHER/LUMEFANTRIN (RIAMET)

Einnahmeverbot bei **Herz-, Leber- und Nierenerkrankungen** sowie bei **Störungen des Mineralhaushaltes**. Ebenso in **Schwangerschaft und Stillzeit**. Kinder unter 12 Jahren bzw. unter 35 kg Körpergewicht sollten dieses Medikament nicht einnehmen.

Sehr häufig treten Allgemeinbeschwerden und Magen-Darm-Probleme auf, häufig Schlafstörungen. Eine Leberschädigung ist möglich.

Riamet eignet sich nur zur Behandlung der unkomplizierten Malaria tropica.

DOXYCYCLIN

Schwangere und Kinder unter 8 Jahren sollten dieses Medikament nicht nehmen.

Vorsicht bei **Leberfunktionsstörungen** (z. B. Leberzirrhose, chronische Hepatitis).

Die größte Gefahr beim Doxycyclin besteht darin, dass bei verstärkter Sonneneinstrahlung eine sonnenlichtallergische Hauterkrankung **(Lichtdermatose)** entstehen kann. Das Fatale an der Sache ist, dass Sonnenbrand und Lichtdermatose ähnliche Symptome zeigen, sodass anfangs oft unklar ist, ob es sich um die Nebenwirkungen von Doxycyclin oder um einen Sonnenbrand handelt. Wer Doxycyclin als Malariaprophylaxe nimmt, sollte doppelt vorsichtig mit der Sonne sein: Sonnenschutzcreme mit hohem Lichtschutzfaktor, Sonnenhut, lange Hosen, langärmlige Kleidung, in der ersten Zeit des Aufenthaltes keine Sonnenbäder. Bei Frauen kann Doxycyclin zu einem **Scheidenpilz** führen. Frauen sollten deshalb, wenn sie eine Doxycyclin-Prophylaxe durchführen, zusätzlich ein Pilzmittel dabeihaben, am besten als Kombinationspräparat mit Vaginal-Tabletten und -Creme (z. B. CLOTRIMAZOL AL 200/-1 %). Auch bei Männern kann es zu Pilzerkrankungen kommen, meist in Form einer **Balanitis** (Infektion der Eichel). Empfehlung: Mitnahme von CLOTRIMAZOL-Creme.

CHLOROQUIN

Zum Abschluss soll noch einmal kurz das *CHLOROQUIN* (RESOCHIN) angesprochen werden, das durch die Entwicklung chloroquinresistenter Malariakeime stark an Bedeutung verloren hat. Chloroquin wird teilweise auch heute noch immer bei Reisen ins tropische Afrika verordnet, das ist falsch!!

Chloroquin wird seit dem Jahr 2009 nur noch als Stand-by-Medikation für **Mittelamerika** – siehe auch Dosierungsschema – sowie als Reserveprophylaktikum bei Unverträglichkeit anderer Malariamedikamente und während der Schwangerschaft verabreicht, dann allerdings nur in Verbindung mit **Proguanil (Paludrine)**. Generell sollten allerdings Schwangere – ebenso wie Kleinkinder – nicht in Malariagebiete reisen, wenn es nicht absolut notwendig ist.

Dosierung Chloroquin-Prophylaxe

(Dominikanische Republik, Reservemittel für Schwangere/bei Unverträglichkeit anderer Mittel)

Beginn: 1 Woche vor Einreise. Es werden jeweils 300 mg Chloroquin-Base, das sind 2 Tabletten Resochin 250 mg oder Weimerquin 250 mg, einmal pro Woche an einem ganz bestimmten Tag zu fester Stunde nach einer Mahlzeit genommen (Personen über 75 kg Körpergewicht nehmen drei Tabletten).

Beendigung der Einnahme: 4 Wochen nach Verlassen des Malariagebietes

 **250 mg Chloroquinphosphat entsprechen 150 mg Chloroquin-Base!**

Das Mittel eignet sich nicht bei bestehender **Erkrankung der Netzhaut, Gesichtsfeldeinschränkung, Schuppenflechte, schwerer Lebererkrankung, Nierenschwäche, erblicher Muskelschwäche und erblicher Zucker-Enzym-Störung (Glukose-6-Phosphat-Dehydrogenase-Mangel).**

Hauptsächliche Nebenwirkungen: Magen-Darm-Beschwerden, Herzrhythmusstörungen, Sehstörungen

Wird Chloroquin als Reservemittel bei Schwangerschaft und Unverträglichkeit anderer Mittel eingenommen, kommt als zweites Mittel **Proguanil (Paludrine)** dazu.

Beginn: 1-2 Tage vor der Einreise, 2 x 1 Tablette à 100 mg pro Tag nach den Mahlzeiten

Beendigung der Einnahme: 4 Wochen nach Beendigung der Reise

Und nach der Reise?

Tritt innerhalb eines Jahres nach Rückkehr aus einem Malariagebiet Fieber auf, sollte, auch wenn eine medikamentöse Prophylaxe betrieben wurde, ein Arzt aufgesucht werden. Dieser muss darauf hingewiesen werden, dass es sich bei dem Fieber um ein Symptom der Malaria handeln könnte. Eine Malariadiagnostik (Dicker Tropfen, Blutausstrich) muss daraufhin veranlasst werden, die von einem erfahrenen Labor, am besten bei einem Tropeninstitut, durchgeführt wird. Drei Proben müssen innerhalb von 24 bis 48 Stunden eingeschickt werden! Neuerdings kann als Primärdiagnostik auch ein Schnelltest durchgeführt werden.

Nicht vergessen: Malaria kann tödlich sein!

Hinweise für Taucher

Dieses Kapitel soll nicht die gründliche theoretische Vorbereitung auf den medizinischen Teil eines Tauchkurses ersetzen! In so einem Kurs halten in der Tauchermedizin erfahrene Ärzte Unterricht ab und das Fach ist Teil der Tauchprüfung – und das ist auch gut so und soll so bleiben.

Andererseits habe ich unterwegs Leute, auch ältere, getroffen, die nach einer kurzen Geräteeinweisung ohne weitere Vorbereitung runtergingen („... und dann haben wir im Urlaub kurz mal das Tauchen gelernt!") und vor so einem Leichtsinn möchte ich doch warnen!

Wer sich nicht gründlich darüber im Klaren ist, dass Herz, Kreislauf und Lunge in Ordnung sind, der sollte nicht mit Flaschen tauchen.

Untersuchungen zur Ermittlung der Tauchfähigkeit: körperliche Untersuchung durch den Hausarzt, Elektrokardiogramm, Lungenfunktionsprüfung. Leute über 50 unterziehen sich einem Belastungs-EKG. Bestehen in der Vorgeschichte Erkrankungen aus dem Hals-Nasen-Ohren-Bereich – chronische Nasennebenhöhlenentzündungen, Entzündungen der Ohrtrompeten, Mittelohr- oder Kehlkopfentzündungen –, ist eine Untersuchung beim HNO-Arzt Pflicht. Bei chronischer Raucherbronchitis: Untersuchung beim Lungenfacharzt.

Wichtig ist auch die psychische/mentale Situation: Leute, die zu Panikreaktionen neigen, sollten sich überlegen, ob sie nicht besser Schach spielen.

Bitte auch nicht tauchen, wenn akute Infektionen der Atemwege – Nasenschleimhaut, Nebenhöhlen, Mittelohr, Bronchien – bestehen. Bei Schwellung der Nasenschleimhäute nicht nach vorheriger Applikation von Nasentropfen tauchen. Lässt die Wirkung der Tropfen während des Tauchgangs nach, ist eine vernünftige Dekompression nicht mehr möglich und es kommt eventuell zu einer Verletzung der Ohren. Im schlimmsten Fall platzt das Trommelfell, aber auch lang anhaltende Schmerzen im Bereich der Ohren und der Nasennebenhöhlen (Stirn- und Kieferhöhlen) sind möglich. Vorsicht auch bei Entzündungen der Gelenke und der Zähne!

Wer Medikamente zur Blutdrucksenkung nimmt, sollte das Tauchen lieber bleiben lassen.

Vor dem Tauchen keinen Alkohol trinken und auch nicht rauchen.

Keine Malariaprophylaxe mit *MEFLOQUIN* (LARIAM) einnehmen, da eine Nebenwirkung dieses Mittels den Symptomen der Dekompressionskrankheit ähnelt (☞ Kapitel „Malaria").

Für Taucher kann das Fliegen zur Gefahr werden: Sind Sie tiefer als 10 m getaucht, dürfen Sie erst nach 24 Stunden, besser 48 Stunden nach dem letzten Tauchgang losfliegen, sonst kann es bei dem geringen Luftdruck im Flugzeug zur – manchmal tödlichen – Dekompressionskrankheit kommen (☞ Kapitel „Flugreisen").

Sind nach dem Tauchen Symptome der **Druckfallkrankheit** aufgetreten – Gelenkschmerzen, „Stiche", Kribbeln, Lähmungserscheinungen, Sehstörungen, Kopfschmerzen, Atembeschwerden –, wird eine mindestens 24-stündige Beobachtung im Krankenhaus notwendig, eventuell eine Behandlung in der Überdruckkammer. Danach darf erstmal überhaupt nicht geflogen werden, ärztliche Beratung ist erforderlich.

Aber auch Leute, die schnorcheln, sind Gefahren ausgesetzt:

Zu Beginn des Urlaubs beim Schnorcheln immer ein Hemd anziehen, es kann sonst zu schweren Verbrennungen des Rückens kommen, wenn Sie längere Zeit im Wasser sind. Hellhäutige sollten beim Schnorcheln immer ein Hemd tragen.

Nichts anfassen, vermeintliche Steine könnten sich als Giftfische entpuppen. Korallen sind sowieso durch die Wasserverschmutzung gefährdet, also sollte man sie schon aus diesem Grunde nicht abbrechen. Sie können aber auch Hautverletzungen verursachen. Vor allen Dingen nicht auf flachen Riffen herumspazieren, es könnte sein, dass Sie sonst für die nächsten Tage mit kaputten Füßen darniederliegen.

Unter Wasser nicht in Höhlungen greifen, denn Muränen sondern beim Biss Gift ab.

Bei Haigefahr besser in flachen Gewässern schnorcheln, nach dem Harpunieren von Fischen sofort aus dem Wasser (☞ Kapitel „Fische").

Schnorcheln Sie von einem Boot aus in tiefem Wasser, sollte immer eine Person an Deck sitzen, um auf herannahende Haie zu achten. Nicht mit offenen

Wunden schnorcheln. Nicht in der Nähe von Abwasserrohren schnorcheln: Hai- und Infektionsgefahr.

Immer vorher Erkundigungen über die Strömungsverhältnisse einziehen!

Wundversorgung

Das eigenhändige Versorgen einer Wunde während einer Reise durch eine Hautnaht halte ich nicht für zweckmäßig. Die Bedingungen, unter denen diese Naht durchgeführt wird, sind nicht steril, sodass Keime eingeschlossen werden könnten und es zur Infektion der Wunde käme, wobei die Naht dann wieder entfernt werden müsste. Außerdem ziehen Ungeübte die Knoten viel zu fest, was den kosmetischen Effekt der Naht wieder aufhebt. Es ist besser, die Wunde durch ein Pflaster zusammenzuziehen. Vorher reichlich BETAISODONA-Salbe auftragen (allerdings nicht bei Schilddrüsenerkrankungen, ☞ Kapitel „Haut, Allergien“); Schutzverband anlegen. Bei großen Wunden Ruhigstellung für mehrere Tage. Erster Verbandwechsel nach zwei bis drei Tagen, falls die Wunde nicht von vornherein stark verschmutzt war, dann ist natürlich eine tägliche Inspektion mit Verbandwechsel notwendig. Weitere Gründe für das frühzeitige Öffnen des Verbandes: Auftreten von klopfenden Schmerzen (Zeichen für Infektion), Durchbluten des Verbandes (erhöhte Infektionsgefahr), blaue Verfärbung der Finger- oder Fußnägel (Verband zu straff gewickelt).

Natürliches Wundbehandlungsmittel für Reisende, die sich in den Subtropen befinden: Aloe vera. Der dicke, schleimige Saft im Inneren der Pflanzenblätter vermindert Schmerzen und Jucken, fördert die Heilung und hilft Infektionen zu verhindern. Ein Stück eines Blattes abschneiden, äußere Schicht abpellen und das fleischige Blatt oder den Saft auf die Verbrennung oder auf die Wunde aufbringen. ✋ Vorsicht: Allergien!

Auch stark blutende Wunden werden nicht mit einem Tau abgebunden! Nur in dem äußerst seltenen Fall, dass eine große Arterie verletzt wird, was sich durch im Takt des Herzschlages herausspritzendes Blut bemerkbar macht, darf man abbinden. Dann aber auch nur mit einem breit aufgelegten Tuch, das mit Hilfe eines Stocks geknebelt wird. Alle 20 Minuten lockern, damit das übrige Gewebe zumindest teilweise durchblutet wird. Im Normalfall stammt die Blutung aus einer Vene, und dann ist ein Kompressionsverband angesagt. Sie nehmen einfach eine aufgerollte Mullbinde und pressen sie mit einer anderen Binde (kann auch elastisch sein) auf die Wunde. Auf keinen Fall zu fest wickeln, weil sonst die Blutzirkulation gestört wird. Das mit dem richtigen Druck muss man einfach ausprobieren. Wichtig: die blutende Gliedmaße hochlagern, im Akutzustand die verletzte Person hinlegen und die Beine hochlegen.

An Tetanusschutz vor Beginn der Reise denken!

Medikamente

Desinfektion

- ● *POLYVIDON-JOD* (Salbe/Lösung)
- ○ BETAISODONA
- ○ BRAUNOVIDON
- ○ FREKA-CID
- ○ POLYSEPT
- ○ PVP-JOD RATIOPHARM

Dosierung

- ● *POLYVIDON-JOD* (Salbe/Lösung): mehrmals tägl. auf erkrankte Stellen auftragen, Lösung an der Luft trocknen lassen

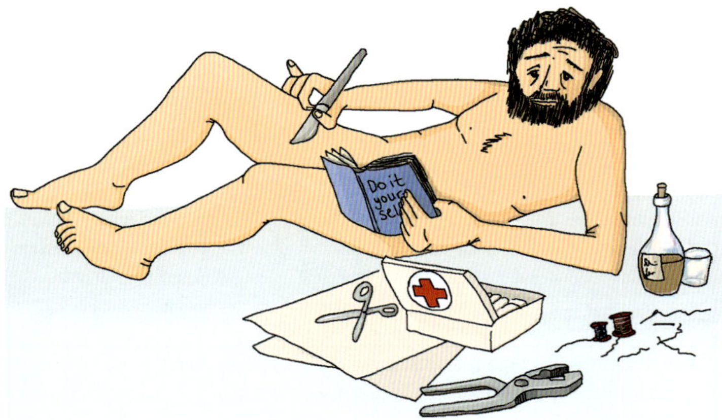

Verbrennungen

Wenn's zu heiß geworden ist, muss man kühlen! Dieser alte Grundsatz gilt auch bei Verbrennungen. Egal, wie Sie sich verbrannt haben und welcher Körperteil betroffen ist, Wasser ist das beste Therapeutikum. Je früher es wirkt, je länger gekühlt wird, umso erfolgreicher ist die Behandlung. Bei normalen Wassertemperaturen wird mindestens eine Stunde gekühlt bzw. so lange, bis Schmerzfreiheit erreicht ist. Auf einem Boot haben Sie die besten Möglichkeiten: einfach ins Wasser springen. Und wer einen Kühlschrank hat: Eisbeutel auf die Verbrennung, aber mit Pausen.

Erst nach der Kühlung sollte an weitere Maßnahmen gedacht werden:

Verbrennung 1. Grades: Hautrötung – ein- bis viermal täglich SOVENTOL- oder TAVEGIL-Gel bzw. SYSTRAL-Creme auftragen

Verbrennung 2. Grades: Blasenbildung – Blasen öffnen, am besten mit einer sterilen Kanüle, zur Not geht auch eine abgeflämmte spitze Schere, Flüssigkeit ablassen, Blasenhaut nicht abtragen, da sie ein guter Infektionsschutz ist, BETAISODONA-Salbe auftragen (reichlich), Schutzverband

Verbrennung 3. Grades: Zerstörung des gesamten Hautareals – keine Schmerzempfindung und keine Blutzirkulation im Verbrennungsbereich, eigentlich ein Fall für die Klinik. Unterwegs können Sie sich mit dem Auftragen von BETAISODONA (am besten in flüssiger Form, an der Luft trocknen lassen) und Offenlassen der Verbrennungswunde behelfen. Das funktioniert natürlich nur, wenn die verbrannten Stellen nicht mit anderen Materialien wie Laken, Hemden etc. in Berührung kommen. Ist dies der Fall, sollte nach dem Trocknen der BETAISODONA-Lösung und nach Auftragen von BETAISODONA-Salbe ein steriler Verband angelegt werden. Als Alternative zu BETAISODONA (☞ Kapitel „Wundbehandlung“) eignet sich bei großflächigen Verbrennungen 2. und 3. Grades auch die Anwendung von *SULFADIAZIN-SILBER*-Creme (FLAMMAZINE). Entscheidender Punkt bei Verbrennungen 2. und 3. Grades ist die Vermeidung von Entzündungen im Wundbereich.

Sehr viel trinken, u. a. auch salzige Brühe, da über die Wunde viel Körperflüssigkeit einschließlich Salz verlorengeht. Bettruhe. Besteht Tetanusschutz?

Medikamente

1. Verbrennung 1. Grades (auch bei Insektenstichen)

▷ verschiedene antihistaminisch wirkende Inhaltsstoffe

○ SOVENTOL-Gel

- ○ TAVEGIL-Gel
- ○ SYSTRAL-Creme
- ○ FENISTIL-Gel

2. Verbrennung 2. und 3. Grades

- ● *POLYVIDON-JOD* (Salbe/Lösung)
- ○ BETAISODONA
- ○ BRAUNOVIDON
- ○ FREKA-CID
- ○ POLYSEPT
- ○ PVP-JOD RATIOPHARM
- ● *SULFADIAZIN-SILBER*
- ○ FLAMMAZINE (Creme)
- ○ BRANDIAZIN (Creme)

Dosierung

Verbrennung 1. Grades (auch bei Insektenstichen)

- ○ 1-4 x tägl., möglichst auf geringe Flächen, max. 7 Tage SOVENTOL-Gel, FENISTIL-Gel oder TAVEGIL-Gel bzw. SYSTRAL-Creme

Verbrennung 2. und 3. Grades

- ● *POLYVIDON-JOD* (Salbe/Lösung): mehrmals tägl. auf erkrankte Stellen auftragen, Lösung an der Luft trocknen lassen
- ● *SULFADIAZIN-SILBER*-Creme: 1 x tägl. 2-3 mm dicke Schicht auftragen, alte Cremereste zuvor entfernen

Erfrierungen/Unterkühlung

Charakteristisch für Erfrierungen sind lang anhaltende Krämpfe der Muskulatur der kleinen Gefäße, hauptsächlich im Bereich der Ohrmuscheln, Nase, Finger und Zehen.

Auch hier erfolgt eine Gradeinteilung nach Symptomen:

1. Grades: Abblassen der Haut, später – nach Aufwärmung – erhöhte Blutfülle mit Schwellung und Schmerzen

2. Grades: Blasenbildung

3. Grades: Absterben des Gewebes

Behandlung

1. Grades: Langsame Erwärmung des betroffenen Körperteils im Wasserbad – dies ist bei Ohrmuschel und Nase natürlich nicht so einfach. Hier sind warme Kompressen besser. Nicht zu schnell erwärmen und auf keinen Fall überhitzen, das macht den Schmerz stärker. Nach dem Bad mit sauberen Tüchern abdecken.

2. Grades: wie bei Erfrierungen 1. Grades plus anschließende Eröffnung der Blasen mit steriler Kanüle, *POLYVIDON-JOD*-Salbenverband anlegen (☞ Kapitel „Verbrennungen")

3. Grades: Ist kein Gefühl mehr vorhanden, ist dies ein Fall fürs Krankenhaus. Eventuell wird eine Amputation nötig. Erstbehandlung: Verband mit *POLYVIDON-JOD*-Salbe. Falls kein Krankenhaus in der Nähe ist: langsam im warmen Wasserbad erwärmen. Antibiotikagabe (☞ Kapitel „Antibiotika") auftragen. Tetanusschutz vorhanden?

Unterkühlung

Eine Unterkühlung tritt auf, wenn die Innentemperatur des Körpers auf weniger als 35 °C absinkt – rektal messen.

Meist hat der/die Unterkühlte zu lange draußen im Kalten gelegen. Vorher genossener Alkohol fördert die Unterkühlung.

Kreislauftätigkeit und Atmung sind stark reduziert, der Herzschlag kann extrem verlangsamt sein.

Wärmt man eine unterkühlte Person zu schnell auf, kann man sie damit umbringen. Also: erstmal entkleiden, abtrocknen, wenn nötig, mit warmer Decke zudecken und Wärmflasche (nicht mit kochendem Wasser!) unter die Fußsohlen. Keine heißen, sondern warme Getränke einflößen. Ist ein Krankenhaus in der Nähe, sofort hinbringen, da Unterkühlte wegen der Gefahr des Herzflimmerns beim Aufwärmen ein Fall für die Intensivstation sind. Ansonsten so langsam wie möglich aufwärmen.

Fieber

Tritt als Nebeneffekt bei einer banalen Erkrankung wie z. B. einer schweren Erkältung Fieber auf, so sollten Sie unter 38,5 °C medikamentös nichts gegen das Fieber unternehmen. Bettruhe reicht aus. Steigt es darüber an: Wadenwickel und feuchte Tücher auf die Stirn.

Wie man Wadenwickel anfertigt? Also: Das Wasser für die Tücher sollten Sie nicht zu kalt wählen, bei mehr als 40 °C Fieber wird lauwarmes Wasser genommen. Tücher um die Waden wickeln. Um die feuchten Tücher herum werden trockene Baumwolltücher (z. B. Geschirrtücher) gewickelt, die Waden nicht mit einer Bettdecke abdecken. Nach 20 Minuten die Wickel entfernen, bis zum Anlegen eines neuen Wickels eine halbe bis eine Stunde warten.

Sinkt das Fieber auch nach diesen Maßnahmen noch nicht, wird *PARACETAMOL* (1.000 mg für Erwachsene, Kinder je nach Alter weniger) oder *ACETYLSALICYLSÄURE* (Erwachsene 1-2 x 500 mg) gegeben. Sogenannte Grippemittel würde ich nicht empfehlen, dies sind meist Kombinationspräparate mit einigen überflüssigen Bestandteilen, die nur teuer bezahlt werden müssen und eventuell zu Nierenschäden führen können.

Fieber ist eine nützliche Abwehrreaktion des Körpers und sollte daher nicht zu schnell unterdrückt werden. Zu hohes Fieber (über 38,5 °C) ist natürlich immer zu behandeln, wobei die Erkennung und Behandlung der Grunderkrankung im Vordergrund steht. Wer sich z. B. in den Tropen befindet oder dorther kommt, sollte bei Auftreten eines unklaren Fiebers immer an Malaria denken und sich in ärztliche Behandlung begeben. **Malaria** kann noch bis zu einem Jahr nach Rückkehr aus den Tropen auftreten.

Wichtig ist es, viel zu trinken – pro Grad über 37 °C sollte ein Liter Flüssigkeit mehr als normalerweise aufgenommen werden.

Schmerzen

Bei Schmerzmitteln unterscheidet man zwischen zentral wirkenden, d. h. die Schmerzverarbeitung im Gehirn hemmenden Mitteln, und peripher wirkenden, d h., vereinfacht gesagt, die Schmerzbildung im verletzten Körperteil hemmenden Mitteln.

Zentral wirkende Mittel, z. B. *MORPHIUM*, werden nur bei stärksten Schmerzen eingesetzt, bei längerer Gabe verlieren sie an Wirkung und müssen immer höher dosiert werden. Bei Überdosierung wird das Atemzentrum gelähmt, was ohne Beatmung zum Tode führt. Eine weitere Gefahr ist die Erzeugung von Sucht, weshalb auch schwächer zentral wirkende Mittel wie VALORON N oder TRAMAL nur in Extremsituationen angewandt werden sollten.

Ein Zwischending sind Kombinationspräparate mit *CODEIN* (zentral) und PARACETAMOL (peripher), die bei stärkeren Schmerzen ohne Weiteres genommen werden können, da der Codeinanteil recht gering ist, z. B. PARACETAMOL COMP STADA.

Peripher wirkende Mittel sind *ACETYLSALICYLSÄURE* (ASPIRIN, ASS-RATIOPHARM etc.) und *PARACETAMOL* (BEN-U-RON, PARACETAMOL-RATIOPHARM etc.). Bei häufigen Magenschleimhautentzündungen oder bei einem Magengeschwür sollten Sie auf Acetylsalicylsäure verzichten (Blutungsgefahr) und auf Paracetamol zurückgreifen.

Absolute Vorsicht gilt den meist frei verkäuflichen Mischpräparaten, die als Kombination *PARACETAMOL* **und** *ACETYLSALICYLSÄURE* sowie oft noch COFFEIN oder CODEIN enthalten (z. B. THOMAPYRIN, DOLOMO TN u. a.), denn diese Mittel können bei längerer Einnahme schwere Nierenschäden nach sich ziehen. Wohlgemerkt, dies gilt nur für die Kombination, die Einzelkomponenten sind in Bezug auf die Nieren eher weniger schädlich.

Seit einiger Zeit sind auch die „Rheumamittel" *IBUPROFEN* und *DICLOFENAC* rezeptfrei als Schmerzmittel zu erhalten. Für „normale" Schmerzen würde ich sie wegen der gehäuft auftretenden Nebenwirkungen (Magen-Darm-Blutungen etc.) nicht empfehlen.

Allerdings gibt es Erkrankungen – auch akute, die unterwegs auftreten können –, bei denen die entzündungshemmenden und auch die Schmerzen lindernden „Rheumamittel" *IBUPROFEN* und *DICLOFENAC* ihre Anwendung finden. Es sei allerdings darauf hingewiesen, dass Magengeschwüre, Magenschleimhautentzündungen, ja selbst ein „nervöser Magen" die Anwendung der Mittel einschränken. Allerdings wird heute öfter bei der Verordnung der genannten Mittel zusätzlich ein Magenmittel gegeben, *OMEPRAZOL* oder *PANTOPRAZOL* – Medikamente, die auch bei der Behandlung von Magengeschwüren in Frage kommen. Wenn die Schmerzbehandlung nicht zu lange dauert, ist diese Form der „Magenentlastung" durchaus akzeptabel (☞ S. 101).

Auch bei chronischen Nierenerkrankungen ist Vorsicht geboten. Diclofenac kann auch die Leberfunktion beeinträchtigen, deshalb bitte kein Alkohol während der Therapie trinken. Bei lang anhaltender Therapie sind auch die Nieren gefährdet.

Welches sind aber die Erkrankungen, bei denen *IBUPROFEN* und *DICLOFENAC* zur Anwendung kommen? Der klassische Bereich umfasst die sogenannten rheumatischen Erkrankungen. Uns interessieren hier jedoch eher Beschwerden im Bereich der Wirbelsäule, wie der „Hexenschuss" und lang anhaltende Schmerzzustände im oberen und unteren Wirbelsäulenbereich, z. T. mit Ausstrahlung in Arme oder Beine (☞ Kapitel „Wirbelsäule"), und weiterhin kolikartige, d. h. an- und abschwellende Schmerzen z. B. bei Nierensteinen (☞ Kapitel „Blase, Nieren, Genitalien"), wobei bei diesen Diclofenac der Vorzug zu geben ist. Fernerhin interessieren uns hier „Gicht" und Knochen- oder Gelenkschmerzen nach Verletzungen.

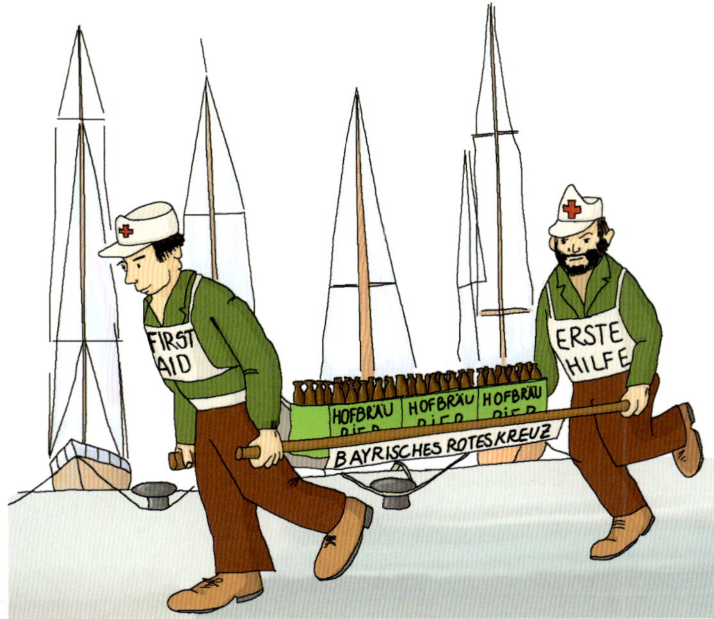

Zur Vermeidung von Magenbeschwerden: täglich zusätzlich zur Schmerztherapie *OMEPRAZOL* 20 mg oder *PANTOPRAZOL* 40 mg einnehmen. Treten trotzdem Magenschmerzen auf, kann die Dosis der Magentabletten verdoppelt werden.

Alle übrigen Schmerzzustände erstmal mit *ACETYLSALICYLSÄURE* oder *PARACETAMOL* behandeln, falls nicht jemand da ist, der Akupunktur beherrscht.

Abzulehnen sind Kombinationspräparate mit Coffein (außer bei einer richtigen Migräne) oder Barbituraten. In Ländern der Dritten Welt werden auch heute noch Schmerzmittel angeboten, die *PHENACETIN* enthalten; diese Mittel sollten auf keinen Fall genommen werden, da sie ebenfalls schwere Nierenschäden erzeugen.

Medikamente

1. Peripher wirkende (leichte) Schmerz-/Fiebermittel

● *ACETYLSALICYLSÄURE*

○ ASPIRIN (Tabletten)

○ GODAMED (Tabletten)

- ○ ASS – verschiedene Firmennamen (Tabletten)
- ● *PARACETAMOL*
- ○ BEN-U-RON (Kapseln/Tabletten/Saft/Zäpfchen)
- ○ MONO-PRAECIMED (Kapseln/Tabletten/Zäpfchen)
- ○ PARACETAMOL– verschiedene Firmennamen (Kapseln/Tabletten/Saft/Zäpfchen

2. Zentral wirkende Mittel bei stärkeren Schmerzen

- ● *PARACETAMOL* plus *CODEIN*
- ○ PARACETAMOL COMP STADA (Tabletten)
- ○ PARACETAMOL AL COMP (Tabletten)

3. Zentral wirkende Mittel bei sehr starken Schmerzen

- ● *TILIDIN + NALOXON*
- ○ VALORON N (Kapseln/Tropfen)
- ○ TILIDIN comp. STADA (Tabletten)
- ● *TRAMADOL*
- ○ TRAMAL (Kapseln/Tropfen/Zäpfchen)
- ○ TRAMADOL – verschiedene Firmennamen (Kapseln/Tabletten/Tropfen/Zäpfchen)

Mittel, die dem Betäubungsmittelgesetz unterliegen, wurden nicht in diese Liste aufgenommen.

4. Rheumamittel

- ● *IBUPROFEN* (Tabletten/Kapseln/Zäpfchen 200/400/600/800 mg)
- ○ IBUPROFEN – verschiedene Firmennamen
- ● *DICLOFENAC* (Tabletten/ Kapseln /Zäpfchen 25/50/75/100/150 mg)
- ○ VOLTAREN
- ○ DICLOFENAC – verschiedene Firmennamen
- ○ DICLO VON CT
- ○ DICLAC

5. Muskelrelaxantien (werden hauptsächlich als Beruhigungsmittel benutzt)

- ● *DIAZEPAM* 5 mg (Tabletten)
- ○ DIAZEPAM-RATIOPHARM

Dosierung

1. Peripher wirkende (leichte) Schmerzmittel/Fiebermittel

- *ACETYLSALICYLSÄURE*: 1-3 x tägl. 1-2 Tabletten zu 500 mg mit einem vollen Glas Wasser einnehmen, ☝ nicht auf nüchternen Magen, ☝ nicht für Kinder
- *PARACETAMOL*: 1-4 x tägl. 1-2 Tabletten zu 500 mg, ☝ Tageshöchstdosis von 4 g wegen Gefahr der Leberschädigung nicht überschreiten

2. Zentral wirkende Mittel bei stärkeren Schmerzen

- *PARACETAMOL/CODEIN*: 1-4 x tägl. 1-2 Tabletten

3. Zentral wirkende Mittel bei sehr starken Schmerzen

- *TILIDIN*: 1-4 x tägl. 20-40 Tropfen
- *TRAMADOL*: 1-4 tägl. x 1-2 Kapseln oder 1-4 tägl. x 10-20 Tropfen

4. Rheumamittel

- *IBUPROFEN*: 1-4 x tägl. 1 Tablette zu 200 mg, bei sehr starken Schmerzen 3 x 800 mg, ☝ Maximaldosis von 2.400 mg nicht überschreiten
- *DICLOFENAC*: tägl. 1-3 Tabletten zu 50 mg, ☝ Maximaldosis von 150 mg sollte nicht überschritten werden

5. Muskelrelaxantien

- *DIAZEPAM* 5 mg: abends 1 Tablette, nach 3 Tagen absetzen

Antibiotika

Antibiotika werden viel zu häufig eingenommen. Sie sollten nur schweren Fällen vorbehalten bleiben. Dann allerdings können sie lebensrettend sein. Das wird m. E. dadurch deutlich, dass z. B. Kollegen, die sich der Naturheilkunde verschrieben haben, in Fällen wie z. B. bei einer „eitrigen Mandelentzündung" durchaus zu Antibiotika greifen, da eine nicht behandelte Mandelentzündung rheumatische Gelenkentzündungen, Herz- und Nierenschäden zur Folge haben kann.

Welche Antibiotika sollen denn nun aus der Vielzahl der angebotenen Mittel angewendet werden? Für den ambulanten Gebrauch empfehlen sich drei Arten, nämlich Penicilline (das relativ schmalbandige *PENICILLIN V* und Breitspektrumpenicilline wie *AMOXICILLIN*), Makrolid-Antibiotika wie *ERYTHROMYCIN* und seine Abkömmlinge sowie Tetracycline wie *DOXYCYCLIN*. Dazu noch die

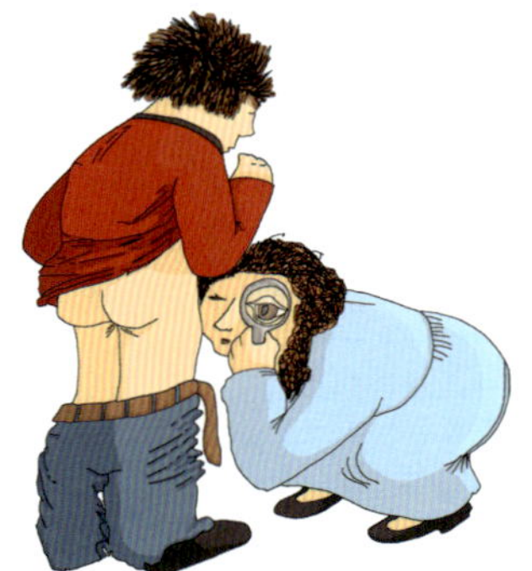

antibiotikaähnlichen „Chemotherapeutika" *COTRIMOXAZOL* und *TRIMETHOPRIM*. Zur Behandlung der **Gonorrhoe (Tripper)** kann eventuell noch *CEFIXIM* (z. B. CEFIXIM RATIOPHARM) in Kombination mit *AZITHROMYCIN* (z. B. AZITHROMYCIN RATIOPHARM) als Einmalgabe verwandt werden (☞ Kapitel „Blase, Nieren, Genitalien"). Alle anderen Antibiotika wie Clindamycin, Gyrasehemmer, Aminoglykoside und ähnliche Mittel gehören nicht in die Hände von Laien; sie können, falsch angewandt, viel Unheil anrichten.

Antibiotika/Chemotherapeutika zur Benutzung unterwegs:

Antibiotika: *PENICILLIN V, AMOXICILLIN, ERYTHROMYCIN, DOXYCYCLIN, CEPHALOSPORINE*

Chemotherapeutika: *COTRIMOXAZOL, TRIMETHOPRIM*

Hinweise darauf, welche der angegebenen Mittel in Betracht kommen, finden sich bei den einzelnen Erkrankungen, geordnet nach Körperregionen, sowie in der Dosierungsanleitung.

Einige Grundsätze, die bei der Einnahme von Antibiotika zu beachten sind:

▷ Besteht eine **Penicillinallergie**? (Vor der Reise feststellen lassen.) Dann sollten Sie auf *ERYTHROMYCIN, DOXYCYCLIN* oder *COTRIMOXAZOL* ausweichen. Cephalosporine, eine Gruppe von sehr potenten Breitspektrumantibiotika, können bei Penicillinallergie gefährlich sein: Kreuzallergie.

▷ Antibiotika sollten mindestens sieben bis zehn Tage in ausreichender Dosierung eingenommen werden. Eine Faustregel für die Dauer der Gabe: Antibiotika erst drei Tage nach dem endgültigen Abklingen der Symptome absetzen. Bei geringerer Gabe kann eine Resistenz der Erreger erzeugt werden, das Mittel hilft dann bei späterer Gabe nicht mehr. Die Tabletten sollten zu festgelegten Zeiten eingenommen werden, um einen gleichmäßigen Blutspiegel zu erhalten (z. B. alle acht Stunden bei dreimaliger Gabe pro Tag).

▷ Während der Antibiotikatherapie sollten Sie keinen Alkohol trinken, da durch den Alkohol das Immunsystem, das Sie zur Abwehr der Erreger doch dringend brauchen, geschwächt wird.
▷ Oft reichen *COTRIMOXAZOL* (BACTRIM u. a.) oder *TRIMETHOPRIM* aus.
▷ Wichtig: Bei Einnahme von Antibiotika unbedingt den Waschzettel lesen.

Medikamente

1. Penicilline

Schmales Spektrum

● *PENICILLIN V = PHENOXYMETHYLPENICILLIN* (Tabletten/Trinktabletten/Saft 0,6-1,5 Millionen Internationale Einheiten)
○ ISOCILLIN
○ PENHEXAL, PENHEXAL MEGA
○ PENICILLIN V – verschiedene Firmennamen

Breitspektrumpenicillin

● *AMOXICILLIN* (Tabletten/Trinktabletten/Granulat 500/750/1.000 mg)
○ AMOXYPEN
○ AMOXI-WOLFF
○ AMOXICILLIN – verschiedene Firmennamen
○ AMOXIHEXAL
○ AMOXIBETA

2. Makrolid-Antibiotika (Alternative zu Penicillin V)

● *ERYTHROMYCIN* (Tabletten/Saft/Granulat 250/500/1.000 mg)
○ ERYHEXAL
○ ERYTHROCIN
○ ERYTHROMYCIN – verschiedene Firmennamen
○ ERYBETA
● *ROXITHROMYCIN*
○ RULID (teuer)
ROXITHROMYCIN – verschiedene Firmennamen
● *CLARITHROMYCIN*
○ KLACID (teuer)
CLARITHROMYCIN – verschiedene Firmennamen
● *AZITHROMYCIN*
○ AZITHROMYCIN – verschiedene Firmennamen

3. Tetracycline

- ● *DOXYCYCLIN* (Kapseln/Tabletten 100/200 mg)
- ○ VIBRAMYCIN
- ○ DOXYCYCLIN – verschiedene Firmennamen
- ○ DOXY-CT

4. Cephalosporine

- ● *CEFIXIM*
- ○ CEFIXIM – verschiedene Firmennamen

5. Chemotherapeutika

- ● *COTRIMOXAZOL* (Tabletten/Saft 960 mg)
- ○ BACTRIM FORTE
- ○ EUSAPRIM FORTE
- ○ COTRIM FORTE – verschiedene Firmennamen
- ○ KEPINOL FORTE
- ○ TRIMETHOPRIM (Tabletten 50/100/150/200 mg)
- ● *TMP-RATIOPHARM*
- ○ INFEKTOTRIMET

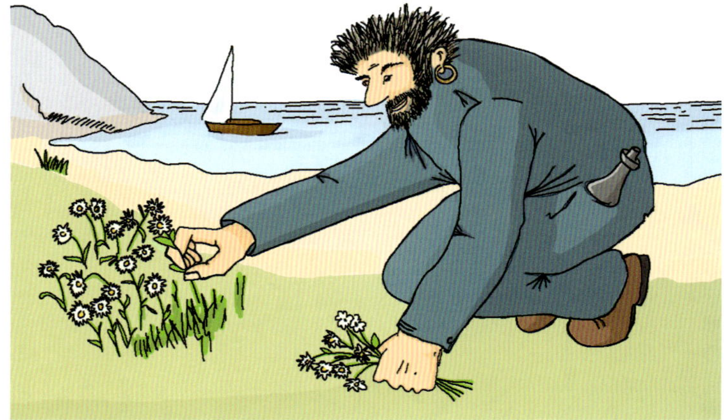

Dosierung

1. Penicilline (☝ Achtung: Penicillinallergie)

PENICILLIN V findet Anwendung **bei eitriger Mandelentzündung, eitriger Rachenentzündung (Seitenstrangangina, wenn Mandeln wegoperiert sind), Wundinfektionen** und sonstigen **eitrigen Hautinfekten**.

Es hat weniger Nebenwirkungen als Breitspektrumantibiotika.

- *PENICILLIN V*: 3 x tägl. 1-1,5 Mio. Internationale Einheiten (I. E.) alle 8 Std., ca. 1 Std. vor den Mahlzeiten

Breitspektrumpenicilline (☝ Achtung: Penicillinallergie)

Breitspektrumpenicilline finden Anwendung bei **eitrige Nasennebenhöhlenentzündung, Mittelohrentzündung, Atemwegsentzündung, Darminfektionen, Hautinfektionen, Nebenhodenentzündung.**

- *AMOXICILLIN*: 3 x 1 g pro Tag (alle 8 Std.), max. 3 x 2 g

2. Makrolid-Antibiotika

Makrolid-Antibiotika sind gleichwertig mit Penicillinen und deshalb eine gute Alternative bei Penicillinallergie. Relativ gute Verträglichkeit; die Tabletten können zerstoßen und im Wasser aufgelöst werden (preiswerter als die Benutzung von Granulat).

- *ERYTHROMYCIN*: 3-4 x 500 mg pro Tag
- *ROXITHROMYCIN*: 2 x 150 mg pro Tag (1 x 300 mg pro Tag) vor Mahlzeiten, wird bei Unverträglichkeit von Erythromycin genommen
- *CLARITHROMYCIN*: 2 x 250-500 mg pro Tag, wird bei Unverträglichkeit von Erythromycin genommen
- AZITHROMYCIN: 1 x 1,5 g (bei Gonorrhoe)

3. Tetracycline

Tetracycline sind ebenfalls eine Alternative bei einer Penicillinallergie, vor allem angewandt bei **Atemwegsinfekten**, aber auch bei **Nebenhoden**- und **Eileiterinfektionen**. Mit viel Flüssigkeit in aufrechter Haltung einnehmen, nicht kurz vor dem Zubettgehen.

- *DOXYCYCLIN* 100 mg: 2 x 1 Tablette/Kapsel am ersten Tag, dann acht Tage 1 x 1 Tablette/Kapsel bzw. Personen schwerer als 70 kg 2 x 1 Tablette/Kapsel

4. Cephalosporine

- *CEFIXIM*: 1 x 400 mg (bei Gonorrhoe)

5. Chemotherapeutika (antibiotikaähnlich)

Chemotherapeutika ist besonders geeignet für **Harnwegsinfekte**, *COTRIMOXA-ZOL* auch **bei Atemwegsinfekten, bakterieller Ruhr** und **Mittelohrentzündungen**.

- *COTRIMOXAZOL* 960 mg: 2 x 1 Tablette pro Tag
- *TRIMETHOPRIM* 200 mg: 2 x 1 Tablette pro Tag

See-/Reisekrankheit

Viel ist über die Behandlung der Seekrankheit geschrieben worden und in Seglerkreisen kursieren die merkwürdigsten Therapievorstellungen. Dass die Psyche eine große Rolle spielt, ist wohlbekannt und deshalb helfen bei manchen Leuten auch Gummibärchen. Ein Patentrezept gibt es sicher nicht, ich habe jedoch in den hohen südlichen Breiten bei vielen seekranken „Patienten“ mit folgender Kombination recht gute Erfahrungen gemacht:

1. Akute Behandlung bei Übelkeit und Erbrechen: alle vier bis sechs Stunden *DIMENHYDRANAT* 50-100 mg (z. B. VOMEX A Dragees N, REISETABLETTEN RATIOPHARM) oder DIPHENHYDRAMIN 50-100 mg (z. B. EMESAN).

 Vorsicht: machen müde!

Kombinationen mit Coffein (z. B. REISEGOLD) oder Vitamin B6 (z. B. DIMENHYDRANAT-COMP RATIOPHARM) sollten nicht verwandt werden.

Hilft das nicht, nach einigen Stunden Übergang auf *METOCLOPRAMID* (MCP, ☞ Kapitel „Magen-Darm-Beschwerden“) ein- bis viermal 10 mg/Tag (z. B. PASPERTIN, GASTROSIL, MCP RATIOPHARM). Dieses Mittel hemmt im Gehirn den Brechreiz und fördert im Magen die Entleerung in den Darm. Nachteil: Es gehört im weitesten Sinne zu den Psychopharmaka, und gerade bei jungen Menschen können Muskelkrämpfe in Kopf-, Hals- und Schulterbereich auftreten, weshalb die tägliche Einnahme auf 30 mg beschränkt sein sollte.

Nicht länger als fünf Tage einnehmen.

Nicht für Kinder geeignet.

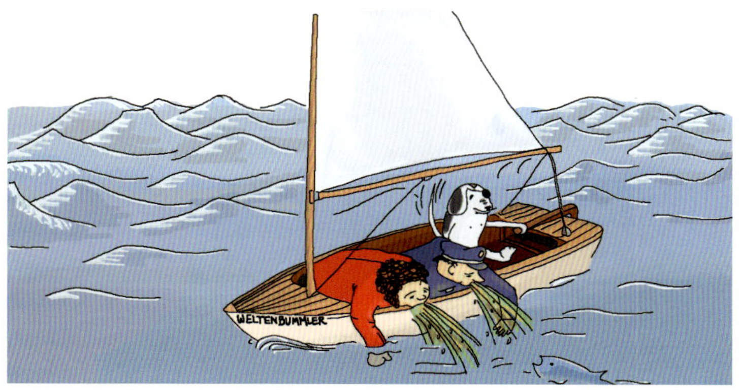

Die erste Einnahme sollte bei Leuten, die wissen, dass sie seekrank werden, etwa eine Stunde vor Abfahrt bzw. bei Entwicklung von schwerem Wetter stattfinden. Meistens ist die Einnahme dieser Mittel nicht länger als ein bis zwei Tage erforderlich.

2. Zusätzlich wird zwölf Stunden vor Abfahrt bzw. bei Entwicklung schweren Wetters ein SCOPOLAMIN-Pflaster (SCOPODERM TTS) angelegt. Keinesfalls für Kinder und Jugendliche geeignet, da bei diesen vermehrt Halluzinationen aufgetreten sind.

Auch hier einige Grundsätze:

▷ Entfettung der Haut (hinter dem Ohr) mit Alkohol, dann hält das Pflaster besser.
▷ Nach dem Anlegen des Pflasters die Hände gründlich waschen.
▷ Mundtrockenheit, Sehstörungen, Herzklopfen und Darmträgheit können auftreten, müssen aber nicht. Jedenfalls ist es besser, einen trockenen Mund zu haben, als dauernd zu kotzen. Übrigens hilft bei Mundtrockenheit Kaugummi.
▷ Das Pflaster wirkt 72 Stunden; nach dem Abnehmen wieder Hände waschen. Sie können das Pflaster auch noch ein paar Tage länger tragen, es wird dann immer noch ein wenig Wirkstoff abgegeben.
▷ Das Berühren des Pflasters mit den Händen ist während des Tragens unbedingt zu vermeiden. Reiben Sie sich dann nämlich die Augen, wird durch das an den Fingern haftende Scopolamin die betreffende Pupille weit und Sie sehen nichts mehr (Atropin-Effekt).

Medikamente

Mittel gegen Übelkeit/Erbrechen

- ● *DIMENHYDRANAT* (Dragees/Tabletten/Kapseln/Zäpfchen 50/100/150/200 mg)
- ○ VOMEX A
- ○ REISETABLETTEN RATIOPHARM
- ○ VOMACUR
- ● *DIPHENHYDRAMIN* (Tabletten/Zäpfchen 50 mg)
- ○ EMESAN
- ● *METOCLOPRAMID* (Tabletten)
- ○ GASTROSIL
- ○ MCP – verschiedene. Firmennamen
- ○ METOCLOPRAMID – verschiedene Firmennamen
- ● *SCOPOLAMIN*-Pflaster
- ○ SCOPODERM TTS-Membranpflaster

Weitere Mittel

- ● *INGWERWURZEL-STOCK*
- ○ ZINTONA (Kapseln)
- ● *CINNARIZIN* (Kapseln/Tabletten/Tropfen)
- ○ CINNARIZIN FORTE RATIOPHARM

Dosierung

Mittel gegen Übelkeit/Erbrechen

- ● *DIMENHYDRANAT* 50 mg: alle 4-6 Std. 1-2 Tabletten, max. 400 mg pro Tag
- ● *DIPHENHYDRAMIN* 50 mg: 1-3 x tägl. Tabletten/Zäpfchen
- ● *METOCLOPRAMID* 10 mg: 1-3 x tägl. 1 Kapsel/Tablette,
  ✋ nicht für Kinder und Jugendliche
- ● *SCOPOLAMIN*-Pflaster: 12 Std. vor Antritt der Fahrt ein Pflaster hinters Ohr kleben, wirkt 72 Std.
- ● *INGWERWURZEL-STOCK* 250 mg: 2 Kapseln eine halbe Std. vor Reisebeginn, dann 2 Kapseln alle 4 Std.
- ● *CINNARIZIN* 75 mg: 3 x 1 Kapsel pro Tag
- ● *GUMMIBÄRCHEN*: unbegrenzt

Alkohol

Eigentlich sollte es sich von selbst verstehen, dass während der Einnahme von Medikamenten kein Alkohol getrunken wird. Die Gründe liegen auf der Hand: Viele Mittel haben die unangenehme Eigenschaft, die Leber zu beeinflussen. Trinken Sie zusätzlich Alkohol, wird die Leber natürlich doppelt belastet. Außerdem beeinträchtigt Alkohol das Immunsystem, was der Gesundung keineswegs förderlich ist. Des Weiteren bestehen Wechselwirkungen mit einigen Medikamenten, sodass sie mit Alkohol manchmal anders wirken, als sie sollen. Der Verzicht auf die Droge fällt vielen Leuten, wie ich oft genug feststellen konnte, selbst während ihrer Krankheit schwer. Aber da wir ja alle mündig sind und so schön frei von Zwang leben, muss jeder sehen, wie er/sie mit oder ohne glücklich wird. Hier nur ein paar Zahlen zur Selbstkontrolle:

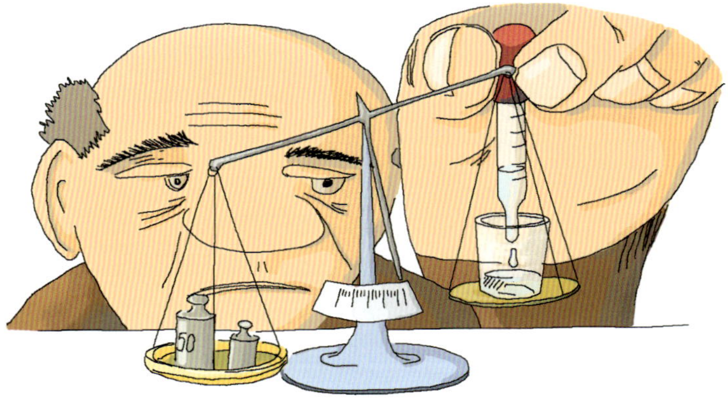

- ▷ Wer es nicht schafft, bewusst zehn Tage ohne Alkohol zu leben, ist abhängig.
- ▷ Die Wahrscheinlichkeit, an Leberzirrhose zu erkranken, ist abhängig von der zugeführten Alkoholmenge. Das Argument „Ich trinke nur nach Sonnenuntergang" gilt nicht. Es kommt darauf an, wie viel nach Sonnenuntergang getrunken wird.

Die Krankheitsschwelle für Männer beträgt 60 g Alkohol pro Tag. Wer mehr trinkt, bekommt möglicherweise innerhalb von 10 bis 12 Jahren eine Zirrhose (an der man, nebenbei gesagt, meist jämmerlich eingeht), wer das Doppelte, ca. 120 g/Tag, in sich hineinschüttet, bekommt mit großer Wahrscheinlichkeit eine. Ausnahmen bestätigen auch hier die Regel.

Aber was sind eigentlich 60 g Alkohol, umgerechnet auf unsere „Normalalkoholika"?

- ▷ Bier 5 % — 1,5 l
- ▷ Wein 10 % — 0,75 l
- ▷ Wein 12 % — 0,63 l
- ▷ Likörwein 18 % — 0,42 l (z. B. Sherry)
- ▷ hochprozentiger Alkohol 40 % — 0,19 l (z. B. Cognac, Whisky)

Arme Frauen, eure Leber schafft nur ein Drittel von dem, was die Männerleber kann:

- ▷ Bier 5% — 0,5 l
- ▷ Wein 10 % — 0,25 l
- ▷ Wein 12 % — 0,21 l
- ▷ Likörwein 18 % — 0,14 l
- ▷ hochprozentiger Alkohol 40 % — 0,06 l (drei kleine Schnapsgläser)

Ich habe mich auf die Wirkung des Alkohols auf die Leber beschränkt; dass der Alkohol auch auf andere Organe negative Auswirkungen hat, ist vielleicht bekannt.

Kleine Ehrenrettung des ach so geschmähten Stoffs: 20-50 g Alkohol pro Tag senken bei Männern – bei Frauen gilt ein Drittel bis die Hälfte – das Herzinfarktrisiko um 50 %. Das ist doch immerhin etwas, oder?

Die Aussage, mehrere Gläser Rotwein pro Tag würden die Alzheimer-Krankheit verhindern, möchte ich zunächst noch mit Vorsicht betrachten. Das gehört, im Gegensatz zur Herzschutzfunktion, noch in den Bereich der medizinischen Gerüchteküche.

Vitamine

Gesunde Menschen nehmen bei normaler Mischkost genügend Vitamine auf. Eine Unterstützungsbehandlung mit Vitaminpräparaten nützt nicht den Käufern solcher Mittel, sondern einzig und allein der Pharmaindustrie. Nur in wenigen

Ausnahmen, wie z. B. Schwangerschaft oder bei bestimmten Infektionen, ist ein erhöhter Bedarf an speziellen Vitaminen vorhanden. Zum Glück ist die Gefahr einer Überdosierung beim Vitamingehalt der meisten Präparate recht gering – wer wird schon ein ganzes Paket auf einmal essen. Trotzdem: Viel Obst und Gemüse, Vollkornnahrung, viel Eiweiß, besonders pflanzliches, aber es darf auch ruhig ab und zu mal Fleisch sein – das ist der bessere Weg zu einem ausgeglichenen Vitaminhaushalt. Ich habe meine Vitamintabletten ins Seenotfach verbannt.

Bei Ozeanüberquerungen sollte viel Gewicht auf haltbare Vitaminträger in Form von Kartoffeln, Äpfeln, Zitrusfrüchten, Knoblauch und Zwiebeln gelegt werden. Kaum jemand, abgesehen von einigen berüchtigten Einhandseglern, lebt heutzutage nur aus der Dose.

Die Erhöhung der Widerstandskraft gegenüber einigen Infektionskrankheiten, besonders Erkältungskrankheiten und „Grippe", durch Einnahme von Vitaminen gehört leider in den Bereich der medizinischen Märchen. Es bringt absolut nichts, bei einer nahenden Erkältung Vitamin C zu sich zu nehmen, außer einem gewissen Placeboeffekt natürlich, was auch der Hauptverwendungszweck von Vitamintabletten im Krankenhaus ist.

Impfungen

Eigentlich hatte ich ein solches Kapitel gar nicht eingeplant, weil ich dachte, es würde den Rahmen dieses Ratgebers sprengen. Aber nachdem mir klar wurde, wie es mit dem Impfschutz vieler meiner Mitreisenden bestellt ist ...; nun gut, hier also meine Empfehlungen.

Es muss zwischen Impfungen, die der „Volksgesundheit" dienen, und Impfungen, die Sie auf sich nehmen sollten, wenn Sie den heimischen Dunstkreis verlassen, d. h. Reisen in Länder unternehmen, in denen Sie sich mit bei uns nicht vorhandenen Erregern infizieren können, unterschieden werden. Erstere zahlen die Krankenkassen immer, letztere müssen zum Teil vom Impfling selbst bezahlt werden, zum Teil übernehmen mittlerweile aber auch die gesetzlichen Krankenkassen den Auslandsimpfschutz. Es lohnt sich, wegen der Reiseimpfungen Kontakt zur eigenen Kasse aufzunehmen. Es soll auch schon Leute gegeben haben, die wegen der größeren Kulanz die Krankenkasse gewechselt haben.

Zur ersten Gruppe gehören Tetanus (Wundstarrkrampf), Diphtherie, Keuchhusten, Masern und mit Abstrichen Poliomyelitis (Kinderlähmung). Zur zweiten würde ich folgende Impfungen zählen:

Typhus, Tollwut, Hepatitis A und B, Gelbfieber, bakterielle Meningitis, FSME (Frühsommer-Meningoencephalitis) und mit Abstrichen die Japan-B-Encephalitis. Meningitis bedeutet Hirnhautentzündung und Encephalitis Hirnentzündung.

Gruppe I

Tetanus

Die Impfung gegen Tetanus wird auf der einen Seite nicht sehr ernst genommen, auf der anderen Seite zu viel gespritzt. Die Infektion von Nichtgeimpften mit dem Bakterium Clostridium tetani verläuft in der Hälfte der Fälle auch heute noch tödlich! Das Bakterium sitzt häufig im Boden und kann bei offenen Verletzungen in den Körper eindringen, wobei die Wahrscheinlichkeit der Infektion mit der Schwere der Verletzung wächst. Tod tritt durch Lähmung der Atemmuskulatur ein, d. h. man erstickt. Impfung: es wird eine Grundimmunisierung durchgeführt, der Abstand zwischen der ersten und zweiten Impfung beträgt vier Wochen, die dritte Spritze wird nach sechs bis zwölf Monaten gegeben. Auffrischung nach zehn Jahren. Bei einer Verletzung zwischen dem fünften und zehnten Jahr sollte nochmals aufgefrischt werden. Auch wenn der Abstand zur Grundimmunisierung oder zur letzten Impfung länger ist als zehn Jahre, muss nur einmal aufgefrischt werden; keine neue Grundimmunisierung!

Diphtherie

Durch die Öffnung des Eisernen Vorhangs wurde die Gefahr, an Diphtherie zu erkranken, wieder größer, da in den ehemaligen Ostblockländern zu Beginn der 90er-Jahre Epidemien grassierten.

Da man nun davon ausgehen kann, dass die meisten Erwachsenen als Kinder grundimmunisiert wurden, genügt heute die Auffrischung, allgemein als Kombination mit der Tetanus-Auffrischung (Td-Impfung).

Achtung: die Erwachsenendosis (d) ist erheblich geringer als die Kinderdosis (D)! Aufpassen, dass nicht der falsche Impfstoff gespritzt wird.

Auch wenn die letzte Impfung länger zurückliegt (mehr als zehn Jahre = Auffrischungsintervall), ist nur eine einmalige Injektion nötig.

Polio(myelitis) = Kinderlähmung

Die Erkrankungsrate an Polio ist dank der Impfung seit den 50er-Jahren erheblich zurückgegangen, doch durch eine gewisse Impfmüdigkeit sind in den letzten

Jahren „importierte“ Erkrankungen aufgetreten. Endzustand einer paralytischen Poliomyelitis ist die Lähmung unterschiedlicher Muskelgruppen, was in den meisten Fällen zur Invalidität führt. 20 % der paralytischen Polio enden tödlich! Die Erkrankung kann alle Altersstufen befallen, ist also nicht nur eine „Kinder“-Lähmung. Bei Erwachsenen verläuft sie meist schwerer. Wer nach Afrika oder Asien reist, sollte unbedingt geimpft sein! Auch in der Türkei besteht die Gefahr, sich zu infizieren. Europa sowie Nord- und Südamerika sind momentan frei von Polio. Heute wird allerdings nicht mehr die Schluckimpfung mit abgeschwächten Lebendviren durchgeführt („Schluckimpfung ist süß ...“), sondern es wird ein Impfstoff mit abgetöteten Viren gespritzt. Grundimmunisierung: 2 x 1 ml IPV-Virelon im Abstand von 2-6 Monaten. Der Schutz durch die Grundimmunisierung hält nicht ein Leben lang: nach 10 Jahren muss aufgefrischt werden.

Wer bis Mitte der 90er-Jahre in den Genuss einer dreimaligen Schluckimpfung gekommen ist, bedarf keiner Auffrischung, da ein lebenslanger Schutz besteht.

Masern

Masern werden bei uns als Kinderkrankheit abgetan, obwohl auch in Europa Komplikationen wie Lungen- und Hirnentzündung auftreten können und so was will man ja vermeiden. In der Dritten Welt sind Masern eine gefürchtete Infektion. Dort fehlen in einigen Regionen oft ganze Jahrgänge an Kindern, die an den Komplikationen der Masern verstorben sind.

Wer als Kind Masern hatte, braucht sich keine Sorgen zu machen, denn dann besteht lebenslange Immunität. Wer nach 1971 geboren ist und weder Masern noch eine Impfung nachweisen kann, für diesen Personenkreis wird eine einmalige Impfung empfohlen. Sinnvoller wären zwei Impfungen im Abstand von mindestens vier Wochen, aber die zweite Impfung zahlt die Kasse nicht.

Gruppe II

Typhus

Um es vorweg zu sagen: Der beste Schutz gegen Typhus und andere Darmerkrankungen in den Tropen ist die Hygiene. Kochen, Braten, Schälen oder Wegwerfen ist die Devise bei Lebensmitteln. Kein Leitungswasser unabgekocht trinken, außer wenn es so stark gechlort ist, dass Sie es riechen; Salat ist in den Tropen eine Giftpflanze.

Typhussymptome (ohne Behandlung) in Kürze:

1. Woche: Fieber steigt in Stufen an, Bauchschmerzen, Kopfschmerzen, langsamer Puls
2. Woche: Verstopfung, Husten, roter „röschenförmiger" Ausschlag am Oberbauch (charakteristisch für Typhus)
3. Woche: Dämmerzustand, erbsenbreiartige Durchfälle
4. Woche: Erholung, wenn keine Komplikationen wie Darmdurchbruch oder Hirnhautentzündung aufgetreten sind

Behandlung: ☞ Kapitel „Magen-Darm-Beschwerden"

Zwei Impfstoffe stehen zur Verfügung:

▷ Spritze mit abgetöteten Erregern (TYPHIM)

▷ 3 Kapseln, von denen an jedem 2. Tag eine vor einer Mahlzeit geschluckt wird – also an Tag 1, 3 und 5 (TYPHORAL-L)

In Deutschland ist nur die dreimalige Einnahme der Kapseln zugelassen, die US-Amerikaner schlucken vier Kapseln und dann hält der Schutz fünf Jahre (lt. FDA – Federal Drug Association, das ist das amerikanische Bundesgesundheitsamt).

✋ Achtung: Die Kapseln im Kühlschrank aufbewahren, sonst verlieren sie ihre Wirkung!

Wer öfter in tropische Länder fährt, sollte Spritze und Kapseln im Wechsel zuführen.

Die Spritze hält drei Jahre vor, die Kapseln ca. ein Jahr, bei viermaliger Einnahme fünf Jahre (☞ S. 64). Beide Arten kosten ähnlich viel. Es besteht kein hundertprozentiger Impfschutz, nur 50-70 %!

Hepatitis A und B (Leberentzündung mit dem Hepatitis-A- bzw. Hepatitis-B-Virus)

Hepatitis A wird hauptsächlich durch die Verschmutzung von Speisen, Hepatitis B durch Kontakt mit Blut und anderen Körperflüssigkeiten, inklusive Sperma, übertragen. Da es mittlerweile eine Hepatitis-A/B-Impfung gibt, die insgesamt wesentlich preiswerter als zwei Einzelimpfungen ist, möchte ich diese allen Reisenden empfehlen, denn:

Gegen Hepatitis A sollte jede Person geimpft sein, die sich in Gegenden östlich der Oder und südlich der Alpen begibt, und auch die Hepatitis-B-Impfung ist sinnvoll, da die häufigste Tropenkrankheit der Verkehrsunfall ist, und der Hygienestandard in tropischen Krankenhäusern oft zu wünschen übrig lässt. Hepatitis-B-Viren lauern überall dort, wo man mit Blut in Kontakt kommt – und zwar in viel größerem Ausmaß, als das beim HI-Virus der Fall ist – und so erscheint die Hepatitis-B-Impfung durchaus als sinnvoll.

Was noch dazu gehört: Die Hepatitis B ist heutzutage die am häufigsten auftretende Geschlechtskrankheit.

Tollwut

Die Erkrankung an Tollwut ist immer tödlich! Das gilt nicht nur für den Biss eines infizierten Tieres, bei Berührung kann z. B. Virenmaterial auch über die Bindehäute in den Körper gelangen, und ungeimpfte Höhlenforscher starben vor Jahren durch das Einatmen von Aerosolen, die mit Kot von infizierten Fledermäusen belastet waren.

Wird man in den Fuß gebissen, dauert es länger, bis es zur Erkrankung kommt, denn die Viren wandern entlang der Nervenstränge ca. 1 cm pro Tag Richtung Gehirn. Beim Biss ins Gesicht kann es sehr schnell gehen.

Eine Impfung nach Biss ist möglich, aber in Gebieten mit wenig entwickeltem Gesundheitssystem kann es sein, dass gar kein Impfstoff vorhanden ist.

Vor 30 Jahren war der Tollwutimpfstoff noch gefährlich und wurde nur nach dem Biss eines tollwutkranken Tieres gegeben. Der damalige Impfstoff wurde auf Hühnerhirn gezogen und erzeugte in sehr vielen Fällen allergische Erscheinungen, die bis zum Tod durch einen allergischen Schock führen konnten.

Heutzutage wird der Impfstoff auf Zellkulturen gezogen und ist in etwa so gefährlich/ungefährlich wie der Grippeimpfstoff.

Eine dreimalige Impfung innerhalb von drei bis vier Wochen bewirkt eine Immunität von zwei Jahren. Wird nach einem Jahr ein viertes Mal geimpft, hält die Immunität mindestens zehn Jahre, wenn nicht sogar lebenslänglich. Einen Schönheitsfehler hat die Sache: Die Firmen Sanofi und GSK, die den Impfstoff herstellen, empfehlen eine zweimalige Nachimpfung nach Biss eines tollwütigen Tieres. Wissenschaftlich begründet ist das nicht.

Empfohlen wird die Impfung für alle Indien- und Chinareisenden, die sich nicht nur im Hotel aufhalten, sowie für Reisende, die unter einfachen Bedingungen länger als vier Wochen in Südamerika, Afrika oder Asien unterwegs sind. Das gilt auch für Yachties.

Bakterielle Meningitis

Es gibt einen sogenannten Meningitis-Gürtel in Afrika, der vom Indischen Ozean bis zum Atlantik reicht, von Tansania bis Angola im Süden sowie von Somalia bis Senegal im Norden. Wer dort hinfährt, egal wie lange, sollte gegen die dort gängigen Meningitis-Subtypen A, C, W135 und Y geimpft sein. Diese Impfung gibt es als Kombinationsimpfstoff, der etwa vier Jahre lang Schutz gibt. Wer als Helfer in die Dritte Welt – egal wohin – fährt, sollte sowohl gegen die oben genannten Subtypen als auch gegen den Subtyp B geimpft sein, besonders wenn mit vielen Menschen zusammengearbeitet wird, da sich diese Krankheit von Mensch zu Mensch überträgt.

Gelbfieber

„... und dann waren wir noch drei Wochen im Dschungel des Amazonas! Überwältigende Erlebnisse ..." „Warst du gegen Gelbfieber geimpft?" „Nö ...?!" „Na, dann sei mal froh, dass du noch lebst!"

Wer ins tropische Afrika (17 Grad Nord bis 17 Grad Süd) oder ins Innere von Südamerika reist, sollte gegen Gelbfieber geimpft sein. Die Sterblichkeit für Nichtgeimpfte bei einer Erkrankung beträgt 30 %! Für die Karibik ist eine Gelbfieberimpfung nicht erforderlich.

Es wird eine Injektion durchgeführt, die eine lebenslange Immunität bewirkt. Leider ist diese Erkenntnis ziemlich neu und sie ist noch nicht zu allen Ländern durchgedrungen, die zur Einreise eine Gelbfieberimpfung verlangen. Dies bedeutet, dass in einigen Fällen nach zehn Jahren unnötigerweise nachgeimpft werden muss. Mal sehen, wann sich das ändert.

FSME

Die Impfung wird bei Aufenthalten in Südschweden, den baltischen Staaten, Süddeutschland, Österreich, dem Nordbalkan und den südlichen Bereichen der ehemaligen Sowjetunion empfohlen, wenn ein Aufenthalt im Freien – Campen, Wandern etc. – geplant ist.

Japan-B-Encephelitis

Es gibt für die Impfindikation einen schönen Spruch:

Wer sich nachts nackt im Reisfeld wälzt und dabei mit Schweinen spielt, der sollte gegen diese Erkrankung geimpft sein.

Ganz im Ernst bedeutet das, dass diese Impfung nur für Rucksackreisende in Süd-/Südostasien empfehlenswert ist, die sich in ländlichen Bereichen aufhalten, die zur Schweine- und Geflügelmast genutzt werden.

Dies also sind die Basisimpfungen bei Reisen ins tropische/subtropische Ausland. Für einzelne Länder gelten zusätzlich eventuell noch spezifische Impfregelungen. Informationen hierüber finden Sie bei Hygieneinstituten und Gesundheitsämtern, aber auch mancher Hausarzt ist im Besitz eines für das jeweilige Jahr gültigen Impfatlasses, also erst mal da nachfragen. In diesen Impfatlanten finden sich auch Angaben zur Malariasituation des jeweiligen Landes; die Empfehlungen zur Malariaprophylaxe und -behandlung sollten strikt befolgt werden!

Choleraimpfungen werden übrigens von der Weltgesundheitsorganisation allgemein nicht mehr empfohlen – nur für Katastrophenhelfer und medizinisches Personal bei Choleraepidemien.

Die neuen Empfehlungen der Choleraimpfung gegen Durchfälle mit anderen Keimen beruhen auf windigen Untersuchungen und werden hier nicht weiter abgehandelt.

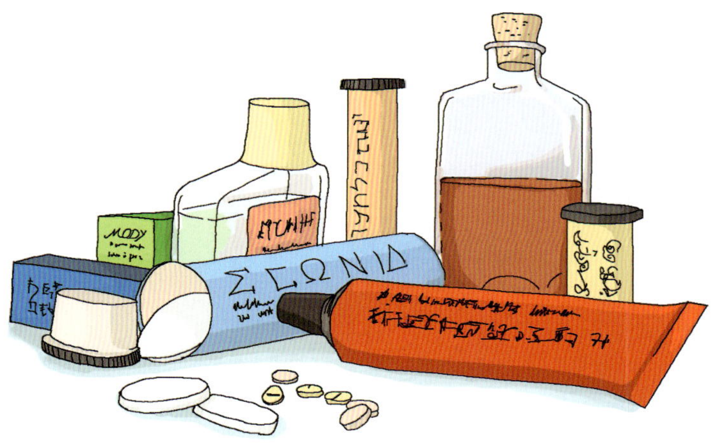

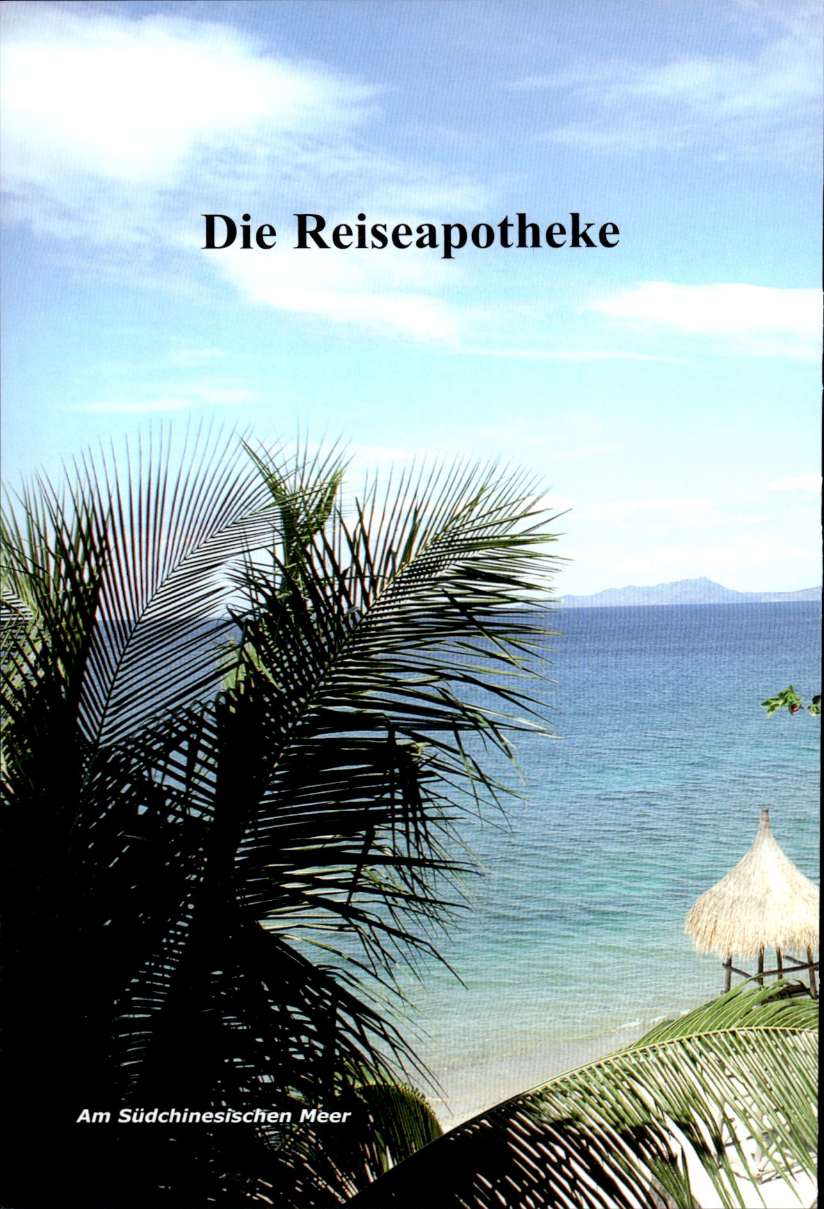
Die Reiseapotheke
Am Südchinesischen Meer

Ein weites Feld. Es ist nämlich ein Unterschied, ob ein Strandurlaub in Reichweite von Ärzten/Apotheken geplant ist oder eine Mini-Expedition in die Berge oder den Dschungel, wo Sie doch eher auf sich selbst gestellt sind.

Dass eine Dauermedikation bei chronischen Erkrankungen in ausreichender Menge mitgenommen wird, versteht sich von selbst.

Aufpassen bei Mitteln, die eventuell im Reiseland wegen der Witterung verderben oder unbrauchbar werden, wie zum Beispiel Zäpfchen, die sich bei einer Temperatur von über 30 °C in eine weiche, amorphe Masse verwandeln.

Den Impfpass nicht vergessen, in dem auch die Blutgruppe vermerkt sein sollte.

Im folgenden Abschnitt wird die Ausrüstung für kurze, mittellange und längere Reisen, auf den Sie keine Ärzte und Apotheken aufsuchen können, beschrieben. Erweiterungen sind je nach Reisedauer und Urlaubsziel möglich. Es empfiehlt sich zur Vervollständigung die gründliche Lektüre dieses Buches.

Reiseapotheke Kurzzeitreisen (ca. zwei Wochen)

Verbandmaterial

- ▷ mehrere elastische Binden, z. B. IDEAL-Binden, Breite 8 cm und 10 cm, für Verstauchungen bei Wanderungen und Sport, Bisse von Gifttieren (☞ Kapitel „Gefahren, die von Tieren ausgehen“, ☞ „Extremitäten“)
- ▷ mehrere elastische Mullbinden, z. B. ELASTOMULL, ebenfalls 8 cm und 10 cm breit, halten besser als einfache Mullbinden, für Verletzungen und Wunden (☞ Kapitel „Wundversorgung“, „Verbrennungen“)
- ▷ sterile Kompressen, z. B. ES-KOMPRESSEN, 5 x 5 cm und 10 x 10 cm, zur Abdeckung von Wunden/Verbrennungen (☞ Kapitel „Wundversorgung“, „Verbrennungen“)
- ▷ Fettgaze-Kompressen, z. B. OLEOTÜLL (kommen auf die Salbe und unter die Kompressen, damit's nicht so festklebt)
- ▷ Desinfektionsmittel zum Baden und zur Abdeckung von Wunden, z. B. *POLYVIDON-JOD*-Lösung und *POLYVIDON-JOD*-Salbe (☞ Kapitel „Wundversorgung“, „Verbrennungen“)
- ▷ Wund- und Heilsalbe bei unspezifischen Hautentzündungen, z. B. PANTHENOL-RATIOPHARM WUND- UND HEILSALBE 50 g (☞ Kapitel „Haut, Allergien“)

- ▷ Wundpflaster, z. B. HANSAPLAST STANDARD, 4 cm und 8 cm breit, zur Abdeckung von kleinen Wunden und Blasen, gibt es auch als Set
- ▷ einfaches Pflaster in Rollen, z. B. LEUKOPLAST, 2,5 cm breit, zur Fixierung von Verbänden und Kompressen
- ▷ Sprühverband, z. B. HANSAPLAST-Spray, bei kleinen Verletzungen

Medikamente

1. Schmerz-/Fiebermittel (☞ Kapitel „Schmerzen", „Fieber"):

- ● *PARACETAMOL* 500 mg, 30 Tabletten (z. B. PARACETAMOL AL 500, Tabletten)
- ● *ACETYLSALICYLSÄURE* 500 mg, 30 Tabletten (z. B. ASS RATIOPHARM 50, Tabletten)
- ● *TRAMADOL* 50 mg, 20 Tabletten/Kapseln (z. B. TRAMADOL AL), zur Einnahme bei starken Schmerzen, ✋ nicht für Kinder

2. Mittel gegen Magen-Darm-Beschwerden (☞ Kapitel „Magen-Darm-Beschwerden")

Durchfall

- ● *LOPERAMID* 2 mg, 10 Kapseln (2x) (z. B. LOPERAMID-AL, Kapseln)

Übelkeit, Erbrechen (☺ bei Erbrechen empfiehlt sich die Gabe von Zäpfchen, die allerdings gut gekühlt sein sollten)

- ● *DIMENHYDRANAT* 50 mg, 20 Dragees (z. B. VOMEX, Dragees)
- ● *DIPHENHYDRAMIN* 50 mg, 20 Tabletten (z. B. EMESAN, Tabletten)
- ● *METOCLOPRAMID* 10 mg, 20 Tabletten (z. B. MCP AL, Tabletten)

Magenschmerzen

- ○ Antazida, 20 Kautabletten (z. B. MAALOXAN FORTE, Kautabletten)

3. See-/Reisekrankheit (☞ Kapitel „See-/Reisekrankheit")

- ● *DIMENHYDRANAT* 50 mg, ☞ siehe 2. Mittel gegen Magen-Darm-Beschwerden, Übelkeit, Erbrechen
- ● *DIPHENHYDRAMIN* 50 mg, ☞ siehe 2. Mittel gegen Magen-Darm-Beschwerden, Übelkeit, Erbrechen
- ● *METOCLOPRAMID* 10 mg, ☞ siehe 2. Mittel gegen Magen-Darm-Beschwerden, Übelkeit, Erbrechen
- ● *SCOPOLAMIN-Pflaster* (SCOPODERM), 6 Pflaster

4. Schlafstörungen/Flugangst (☞ Kapitel „Flugreisen“)

- ● DIMENHYDRANAT 50 mg, ☞ siehe 2. Mittel gegen Magen-Darm-Beschwerden, Übelkeit, Erbrechen
- ○ DIPHENHYDRAMIN 50 mg, ☞ siehe 2. Mittel gegen Magen-Darm-Beschwerden, Übelkeit, Erbrechen

5. Insektenstiche/Sonnenbrand (☞ Kapitel „Haut, Allergien“)

- ○ antihistaminisch wirkende Salbe/Gel (z. B. SOVENTOL-GEL 50 g)
- ○ Vorbeugung Insektenstiche: AUTAN-Lotion, NOBITE-Spray, ANTI-BRUMM-Spray

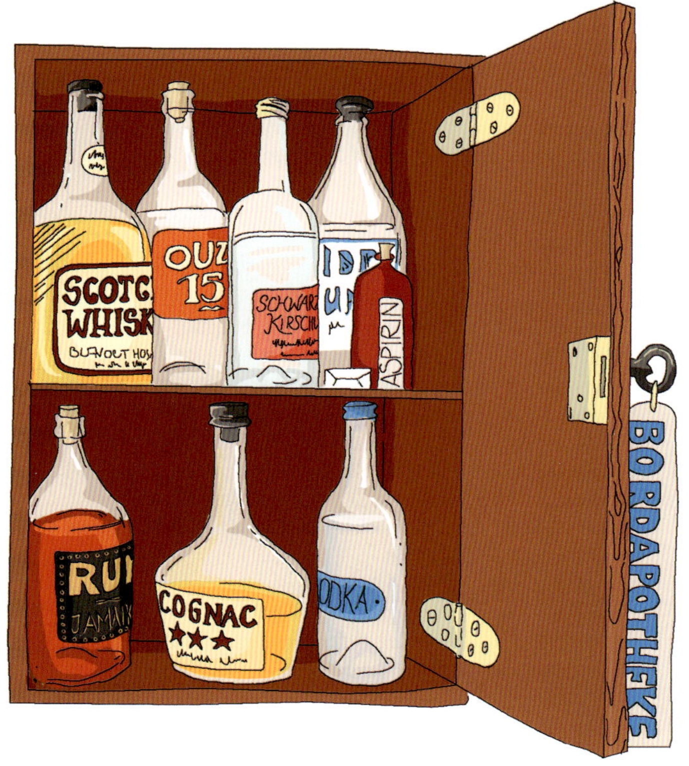

Bei starken Hautreaktionen wie **Nesselfieber** oder **Sonnenallergie**

● antihistaminische Tabletten: *CETERIZIN* 10 mg (z. B. CETERIZIN ratio-pharm)

6. Kreislaufreaktionen/Atembeschwerden

Sie sollten einen Arzt aufsuchen. Falls das nicht möglich ist:

● *CORTISON*-Zäpfchen 100 mg (z. B. RECTODELT 100): jeweils zwei Zäpfchen, da Bioverfügbarkeit nur 30 %. Absolutes Notfallmittel; es wird in Deutschland eigentlich nur zur Behandlung von Atembeschwerden bei Kindern verwandt.

7. Lippenschutz (☞ Kapitel „Haut, Allergien")

○ Fettstift, z. B. LABELLO

8. Bindehautentzündung (☞ Kapitel „Augen")

○ abschwellende Tropfen (z. B. YXIN-Augentropfen)

9. Nasenschleimhautentzündung/Ohrenschmerzen (☞ Kapitel „Nase", „Ohren")

○ abschwellende Tropfen (z. B. NASENTROPFEN AL)

10. Hexenschuss/Verstauchungen (☞ Kapitel „Extremitäten", „Wirbelsäule")

○ entzündungshemmendes Gel (z. B. DICLAC 1 %, Gel)

○ Rheumatabletten (z. B. IBUPROFEN 400 AL, 20 Tabletten oder DICLO-FENAC 50 AL, 20 Tabletten), bei empfindlichem Magen wird die gleichzeitige Einnahme von *OMEPRAZOL* 20 mg empfohlen

11. Hautallergien (☞ Kapitel „Haut, Allergien")

○ Cortison-Salbe/Creme (z. B. BETAGALEN-Salbe/Creme 100 g)

12. Sonstiges

▷ Fieberthermometer in schlagfester Hülle (sehr wichtig)

▷ kleine Schere, sterile Kanülen zum Öffnen von Blasen

▷ kleine anatomische Pinzette (ohne Zinken)

✋ Und wer in Malariagebiete reist: Prophylaxe nicht vergessen!

Reiseapotheke mittellange Reisen (vier bis sechs Wochen)

Die Reiseapotheke für kurze Reisen sollte durch nachfolgende Medikamente ergänzt werden:

▷ Verdoppelung der Medikamentenanzahl für Kurzzeitreisen, Verbandmaterial bleibt gleich

▷ Die Reiseapotheke für kurze Reisen sollte um folgende Medikamente ergänzt werden: Antibiotika, Hustenmittel, Hämorrhoidensalbe, lokales Pilzmittel, Herpessalbe

1. Antibiotika

- *AMOXICILLIN* 1.000 mg (z. B. AMOXICILLIN RATIO), 30 Tabletten
- bei Penicillinallergie: *ERYTHROMYCIN* 1.000 mg (z. B. ERYHEXAL), 30 Tabletten

2. Hustenmittel

- Kamillentee in Beuteln oder auch lose zur Inhalation
- *CODEINPHOSPHAT* 50 mg (z. B. CODEINUM PHOSPHORICUM), 20 Tabletten, bei nächtlichen Hustenattacken einzunehmen

3. Hämorrhoidenmittel

- *CINCHOCAIN-Salbe* (z. B. FAKTU, DOLO POSTERINE)
- lokales Pilzmittel
- *CLOTRIMAZOL*-Creme 20 g (z. B. CLOTRIMAZOL AL)

4. Herpessalbe

- ACICLOVIR-Creme 5 g (z. B. ACICLOVIR – verschiedene Firmennamen)

Reiseapotheke auf langen Reisen

▷ Verdoppelung der Medikamente und des Verbandmaterials der mittellangen Reise

▷ Die Reiseapotheke für mittellange Reisen sollte um folgende Medikamente ergänzt werden: antibiotikahaltige Augentropfen, Ohrentropfen, die Lokalanästhetikum, Cortison plus Antibiotika enthalten, Gastritis-Medikamente, Medikamente gegen Darmparasiten, Wurmmittel, Spasmolytika

1. Antibiotikahaltige Augentropfen/Salbe

- ● *GENTAMYCIN*-Tropfen/Salbe, (z. B. REFOBACIN Kombipack, Tropfen/Salbe); Dosierung: 4 x 1 Tropfen in den betreffenden Bindehautsack plus 1 x 1 cm Salbe zur Nacht

2. Ohrentropfen mit Lokalanästhetikum, Cortison und Desinfektion

- ○ OTOBACID N; Dosierung: 4 x tägl. 1 Tropfen in den betreffenden Gehörgang. Nicht bei Mittelohrentzündung!

3. Gastritis (Magenschmerzen)

Wenn Antacida wie MAALOXAN nicht ausreichen und als Magenschutz bei Gabe von DICLOFENAC, IBUPROFEN etc.:

- ● *OMEPRAZOL* 20 mg (OMEPRAZOL – verschiedene Firmennamen), 2 x 28 Tabletten; Dosierung: 1 Tablette zur Nacht bzw. 1 Tablette mit dem Antirheumatikum, ✋ Vorsicht bei Tropenreisen (☞ Kapitel „Magen-Darm-Beschwerden")

4. Darmparasiten

Stuhl mit Blut und/oder Schleim und leicht erhöhter Temperatur bedeutet eventuell Amöbenbefall. Wenn möglich: Stuhluntersuchung auf Parasiten und Wurmeier. Ansonsten:

- ● *METRONIDAZOL* 400 mg (METRONIDAZOL – verschiedene Firmennamen), 4 x 20 Tabletten; Dosierung: Erwachsene: 3 x 2 Tabletten für 5-7 Tage, Kinder: 30 mg/kg Körpergewicht

5. Wurmmittel (☞ Kapitel „Magen-Darm-Beschwerden")

- ● *MEBENDAZOL* 100 mg (VERMOX), 4 x 6 Tabletten; Dosierung: 2 x 1 Tabletten für 3 Tage, Bandwurmbefall: 2 x 3 Tabletten für 4 Tage

6. Spasmolytika (Entkrampfungsmittel Magen und Darm)

- ● *BUTYLSCOPOLAMIN* 10 mg (BUSCOPAN), 2 x 10 Zäpfchen (gut kühlen); Dosierung: 3 x 1 Zäpfchen, kann bei starken Beschwerden verdoppelt werden, ✋ keine Dragees, nur die Zäpfchen wirken vernünftig

Spezieller Teil
Krankheitsbilder nach Körperregionen

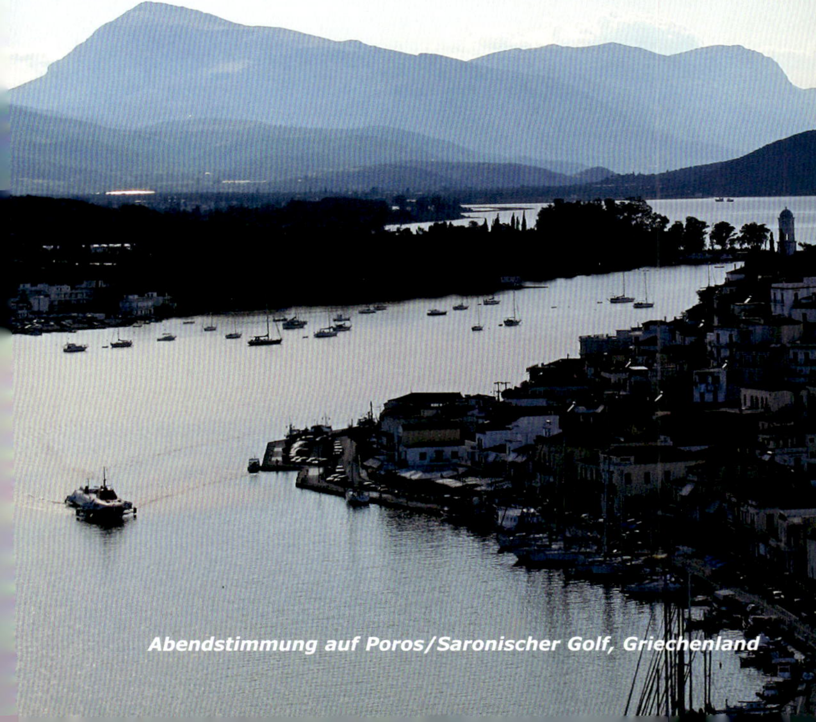

Abendstimmung auf Poros/Saronischer Golf, Griechenland

Kopfschmerzen

90 % der auf Reisen auftretenden Kopfschmerzen haben einen banalen Grund: den exzessiven Genuss von Alkohol, oft in Verbindung mit Nikotin. Hierbei Ratschläge zu erteilen, wäre Eulen nach Athen zu tragen (obwohl ich mir nicht vorstellen kann, dass es im heutigen Athen noch Eulen gibt). Da hat jeder sein eigenes Rezept; die einen dulden, die anderen aspirinieren.

Manchmal jedoch treten Kopfschmerzen alkoholunabhängig über längere Zeit auf und dann sollten Sie sich, falls es Ihnen dann möglich ist, einige Fragen stellen:

- ▷ Ist die Nackenmuskulatur verspannt? Wird Ihnen beim Drehen des Kopfes manchmal schwindlig? Haben Sie Schmerzen in den Schultern, Kribbeln in den Fingern? Dann ist die Ursache höchstwahrscheinlich ein sogenanntes **Halswirbelsäulensyndrom**, das meist durch eine Fehlhaltung der Halswirbelsäule und der Schultern – oft in Verbindung mit Kälte – verursacht wird. Abhilfe: zunächst für ein paar Tage Medikamente einnehmen: *ACETYLSALICYLSÄURE* (ASPIRIN), *PARACETAMOL*, eventuell *IBUPROFEN* (IBUPROFEN – verschiedene Firmennamen) bzw. *DICLOFENAC* (DICLOFENAC – verschiedene Firmennamen). Weiterhin Schal oder Halstuch, Wärmflasche, Dehnungsübungen (Herabziehen der Schultern und Streckung des Halses für jeweils etwa zehn Sekunden, dann wieder locker lassen, danach die Schultern bis an die Ohren ziehen, wieder zehn Sekunden halten, wieder locker lassen) mehrmals täglich; nachts kein Kopfkissen, flach auf dem Rücken liegen, nicht auf der Seite; viel schwimmen (Rücken- und Freistil-, kein Brustschwimmen).
- ▷ Besteht oder bestand eine Erkältung oder Grippe? Falls jetzt **Stirnkopfschmerzen** auftreten, ist wahrscheinlich eine Stirnhöhlenentzündung verantwortlich. Therapie: ☞ Kapitel „Nase“
- ▷ Ermüden die Augen in der letzten Zeit beim Lesen schneller? In diesem Falle kann eine Sehschwäche die Ursache sein. Sie sollten sobald wie möglich einen Augenarzt aufsuchen.
- ▷ So zwischen 40 und 50 werden oft nicht etwa die Augen schwächer, sondern die Linsen verlieren ihre Elastizität, was die sogenannte **Altersweitsichtigkeit** zur Folge hat. Augenarzt aufsuchen und Brille verschreiben lassen. In Notfällen reicht es auch aus, in ein Kaufhaus zu gehen und Brillen mit Plus-Dioptrien auszuprobieren (sogenannte Lesebrillen). Aber Vorsicht: Das funktioniert nur, wenn die Dioptrienzahl beider Augen gleich ist.

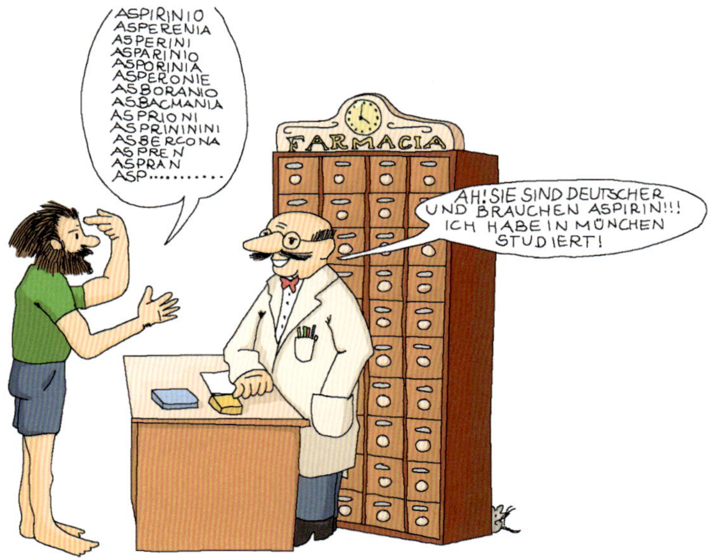

- ▷ Ist Ihnen beim Aufstehen in der letzten Zeit öfters schwindlig geworden? Haben Sie stark geschwitzt und wenig Flüssigkeit (unter zwei Liter pro Tag) aufgenommen? In diesem Falle kann (besonders bei Frauen) ein zu **niedriger Blutdruck** angenommen werden. Therapie: viel trinken (aber keinen Alkohol), salzig essen, viel Bewegung. Blutdrucksteigernde Medikamente sollten nicht verwandt werden.
- ▷ Ältere Reisende sollten daran denken, dass Kopfschmerzen durch einen stark **erhöhten Blutdruck** auftreten können (Blutdruckkrise, oft mit Schwindel verbunden). In fast jeder Apotheke, auch im Ausland, können Sie Ihren Blutdruck kontrollieren lassen und wenn er viel zu hoch ist: ab zum nächsten Arzt. Vermeidung von zu viel Salz kann allerdings die Gefahr einer Blutdruckkrise zumindest verringern.
- ▷ Sind die Zähne in Ordnung?
- ▷ Könnte eine **Vergiftung** die Ursache sein (z. B. durch Lösungsmittel)?
- ▷ Bestehen neben Kopfschmerzen auch Übelkeit, Erbrechen, Lichtscheu (außer bei einem Kater)? Dann könnte eine **Migräne** der Grund sein.

Momentan beste orale Therapie in der Hand von Laien: *METOCLOPRAMID* (PASPERTIN etc.) plus *PARACETAMOL* (BEN-U-RON u. a.) viermal täglich. Viel Kaffee!

▷ Gibt es persönliche oder Beziehungsprobleme? (Sollen unterwegs gar nicht so selten sein!)

▷ Erst wenn Kopfschmerzen monatelang bestehen und alle anderen Möglichkeiten ausgeschlossen sind, sollte man an einen Tumor denken.

Medikamente

- ● *ACETYLSALICYLSÄURE*
- ○ ASPIRIN (Tabletten)
- ○ ACETYLSALICYLSÄURE – verschiedene Firmennamen (Tabletten)
- ○ ASS – verschiedene Firmennamen (Tabletten) (z. B. RATIOPHARM)
- ● *PARACETAMOL*
- ○ BEN-U-RON (Kapseln/Tabletten/Zäpfchen)
- ○ PARACETAMOL – verschiedene Firmennamen (Kapseln/Tabletten/Zäpfchen)
- ● *IBUPROFEN* (Kapseln/Tabletten/Zäpfchen 200/400/600/800 mg)
- ○ BRUFEN
- ○ IBUPROFEN – verschiedene Firmennamen
- ● *DICLOFENAC* (Kapseln/Tabletten/Zäpfchen) 25/50/75/100/150 mg)
- ○ VOLTAREN
- ○ DICLOFENAC – verschiedene Firmennamen

Dosierung

- ● *ACETYLSALICYLSÄURE*: 1-3 x tägl. 1-2 Tabletten zu 500 mg, mit einem vollen Glas Wasser einnehmen, ✋ nicht auf nüchternen Magen, ✋ nicht für Kinder und Jugendliche mit Fieber
- ● *PARACETAMOL*: 1-4 x tägl. 1-2 Tabletten zu 500 mg, ✋ Tageshöchstdosis von 4 g wegen Gefahr der Leberschädigung nicht überschreiten
- ● *IBUPROFEN*: bei Schmerzen: 1-4 x 1 tägl. Tabletten zu 200 mg, bei akutem Halswirbelsäulensyndrom: 3 x 800 mg, ✋ Maximaldosis von 2.400 mg darf nicht überschritten werden, schnell reduzieren
- ● *DICLOFENAC*: bei akutes Halswirbelsäulensyndrom: 1-3 x 1 Tabletten zu 50 mg, ✋ Maximaldosis von 150 mg sollte nicht überschritten werden, schnell reduzieren

Augen

An den Augenlidern können Entzündungen in Form eines **Gerstenkorns** oder eines kleinen Abszesses auftreten, die Sie zunächst mit feuchtheißen Kompressen behandeln sollten: sauberen Lappen in heißes Wasser legen, zwei Minuten warten, ausdrücken und mehrfach täglich 10-15 Minuten auf das betroffene Auge legen.

 Achtung: Auge nicht verbrühen!!

Sollte das nicht ausreichen, d. h. die Entzündung verstärkt sich nach zwei bis drei Tagen unter Behandlung mit Kompressen: antibiotikahaltige Augensalben oder Augentropfen wie *GENTAMYCIN* bzw. *KANAMYCIN*. Empfehlung: viermal täglich Tropfen, zur Nacht Salbe. Sonnenbrille zur Schonung der Augen. Tritt nach fünf Tagen keine Besserung ein, muss zusätzlich auf Antibiotika in Form von Tabletten zurückgegriffen werden.

Bindehautentzündungen: Gefäßverengende Tropfen wie YXIN o. Ä., aber nicht länger als drei bis vier Tage, sonst bleiben die Augen rot. Hartnäckige Bindehautentzündungen mit Verklebung der Augenlider haben meist eine bakterielle Ursache und sollten mit Kompressen bzw. mit antibiotikahaltigen Tropfen/Salbe wie ein Gerstenkorn behandelt werden.

Wichtig: antibiotikahaltige Salben oder Tropfen sollten mindestens eine Woche bzw. noch drei Tage nach Abklingen der Symptome genommen werden; kürzere Gabe erzeugt resistente Keime. Angebrochene Augentropfen nach einem Monat wegwerfen.

Schmerzhafte Verletzungen der Bindehaut können mit Augentropfen behandelt werden, die ein Lokalanästhetikum (örtliche Betäubung) enthalten. Die Behandlung nur ein- bis zweimal durchführen, anschließend beide Augen mit Binden ruhigstellen. Schmerzmittel einnehmen. Wenn möglich, zum Augenarzt gehen.

Bei **Verblitzung** ebenfalls Ruhigstellung, Kühlung durch Anfeuchten des Verbandes, aber keine Augentropfen. Schmerzmittel einnehmen. Verblitzung kann auch bei zu starker Sonnenexposition der Augen auftreten (Sonnenbrand der Augen).

Verätzungen mit viel klarem Wasser spülen. Benutzen Sie dafür 10-ml- oder 20-ml-Spritzen (möglichst steril) mit warmem Wasser. Mindestens eine halbe Stunde spülen!!

Weiterbehandlung, wenn möglich, beim Augenarzt.

Medikamente

1. Augentropfen/-salbe mit Antibiotikum

- ● *GENTAMYCIN*
- ○ REFOBACIN (Salbe/Tropfen)
- ○ GENTAMYCIN POS (Salbe/Tropfen) (preiswerter)
- ● *KANAMYCIN*
- ○ KANAMYTREX (Salbe/Tropfen)
- ○ KANAMYCIN POS (Salbe/Tropfen) (preiswerter)
- ● *CHLORAMPHENICOL* (Reservemittel bei Unverträglichkeit von Gentamycin/Kanamycin)
- ○ AQUAMYCETIN (Tropfen)
- ○ OLEOMYCETIN (Tropfen)

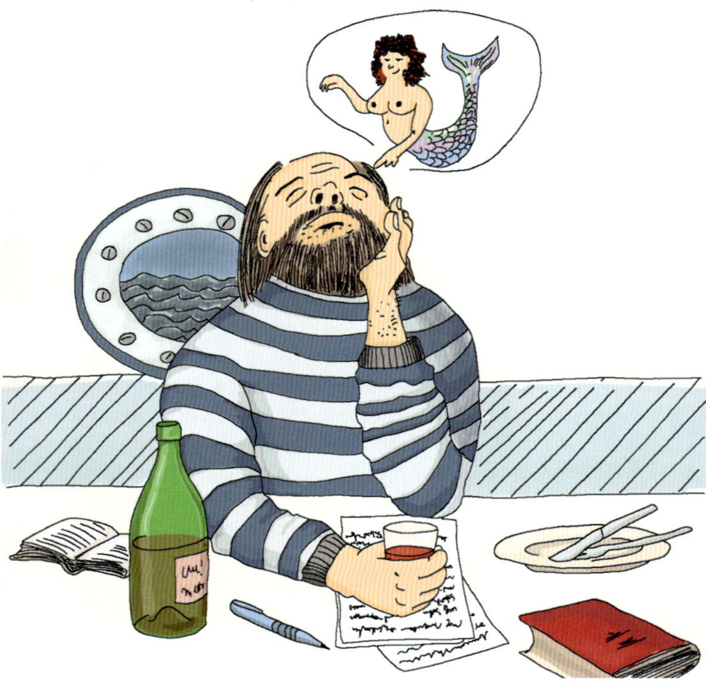

2. Augentropfen mit Lokalanästhetikum

- ● *PROXYMETACAIN*
- ○ CHIBRO-KERAKAIN (Tropfen)
- ○ CONJUNCAIN EDO 0,4 % (Tropfen)

3. Gefäßverengende Tropfen (einfache Bindehautentzündung)

- ● *TETRYZOLIN, XYLOMETAZOLIN*
- ○ BERBERYL (Tropfen)
- ○ YXIN (Tropfen)
- ○ CLEER (Tropfen)
- ○ OTRIVEN (Augentropfen)

Dosierung

1. Augentropfen/-salbe mit Antibiotikum

- ● *GENTAMYCIN*: 4-6 x tägl. 1 Tropfen, zur Nacht 1 cm langer Salbenstrang in den betroffenen Bindehautsack
- ● *KANAMYCIN*: wie *GENTAMYCIN*
- ● *CHLORAMPHENICOL*: alle 2 Std. 1 Tropfen

2. Augentropfen mit Lokalanästhetikum

- ○ CONJUNCAIN: nur 1 x 1 Tropfen in den Bindehautsack geben, danach zum Augenarzt

3. Gefäßverengende Tropfen

- ● *TETRYZOLIN*: 3 x tägl. 1-2 Tropfen in den Bindehautsack
- ● *XYLOMETAZOLIN*: wie *TETRYZOLIN*

Ohren

Ohrenschmerzen behandelt man gewöhnlich mit Nasentropfen. In Frage kommen OTRIVEN, NASIVIN etc. Effekt: Abschwellen der Rachenschleimhaut und damit bessere Belüftung des Mittelohres durch die Ohrtrompete. Das funktioniert aber nur, wenn Sie den Kopf nach hinten nehmen und die Tropfen durch die Nase in den Rachen laufen lassen (macht sich durch bitteren Geschmack bemerkbar). Zusätzlich können zunächst Schmerzmittel genommen werden, z. B. PARACETAMOL.

Tritt zu den Ohrenschmerzen hohes Fieber mit allgemeinem Unwohlsein auf (**Mittelohrentzündung**), sind zusätzlich Antibiotika angesagt.

 Achtung: Besteht eine Allergie?

Gehörgangsentzündungen: antibiotikahaltige Ohrentropfen. Wenn's zusätzlich juckt, liegt ein Ekzem vor, das am besten mit cortisonhaltigen Tropfen therapiert wird (aber nicht länger als zehn Tage). Ein guter Kompromiss sind Tropfen, die sowohl einen Cortisonanteil als auch ein Lokalanästhetikum sowie ein desinfizierendes Mittel enthalten, wie z. B. OTOBACID N.

Ist das Hörvermögen plötzlich stark vermindert, liegt meist ein Verschluss eines oder beider Gehörgänge durch einen **Ohrenschmalzpfropf** vor. In diesem Fall bloß keine Q-Tips benutzen, da das Trommelfell ernsthaft verletzt werden kann. Zunächst werden einige Tropfen warmes Salatöl in das betroffene Ohr geträufelt. Gehörgang mit Watte schließen und sich für 10-15 Minuten auf die nicht betroffene Seite legen. Anschließend nehmen Sie eine 20-ml-Spritze (ohne Kanüle) und spülen den Gehörgang mit warmem Wasser aus, bis der Pfropf herauskommt. Es empfiehlt sich, ein Handtuch auf die betreffende Schulter zu legen und eine Schale zum Auffangen des Spülwassers unters Ohr zu halten. Falls ein Loch im Trommelfell vorliegt, darf keine Spülung durchgeführt werden (nachfragen). Nicht mit zu viel Druck spülen!

Medikamente

1. Ohrentropfen mit Cortison plus Lokalanästhetikum plus desinfizierendes Mittel

- ○ OTOBACID N (Tropfen)

2. Nasentropfen (Ohrenschmerzen bei Erkältung)

- ● *XYLOMETAZOLIN* (Kleinkinder 0,05 %, Erwachsene und Schulkinder 0,1 %)
- ○ OTRIVEN (Nasentropfen)
- ○ OLYNTH (Tropfen)
- ○ NASENTROPFEN RATIOPHARM
- ○ NASENTROPFEN AL
- ○ RHINOPRONT (Tropfen)

Alle Mittel sind auch als Dosierspray, Pumpspray etc. erhältlich.

Dosierung

1. Ohrentropfen mit Cortison plus Lokalanästhetikum plus desinfizierendes Mittel (bei Gehörgangsentzündung)

○ OTOBACID N: 4 x tägl. 2-4 Tropfen in den Gehörgang, max. für 10 Tage; einziges Mittel mit dem wenig allergisierenden Lokalanästhetikum CINCHOCAIN (ROTE LISTE 96).

2. Nasentropfen (Ohrenschmerzen bei „Erkältung")

● *XYLOMETAZOLIN*: bis zu 4 x tägl. 1-2 Tropfen pro Nasenloch

Nase

Ist die Nase zu, hat sich noch am besten Salzwasser bewährt: 1 g Salz auf 100 ml warmes Wasser bzw. ein gehäufter Teelöffel Salz auf 1 l warmes Wasser (1 %ige Lösung). Die Lösung kann durch eine alte Nasentropfenflasche appliziert werden, Sie können das Salzwasser aber auch aus der hohlen Hand in die Nase hochziehen (wer's möchte). Vier bis fünfmal täglich ist das Minimum.

Nützt das nichts, können Sie zu Nasentropfen greifen (s. o.), aber nicht länger als eine Woche, sonst kehrt sich der Effekt durch Anpassung des Körpers an das gefäßverengende Mittel ins Gegenteil um: die Nase bleibt nicht trotz, sondern wegen der Tropfen dicht. Ansonsten hilft natürlich die Inhalation von Kamillendämpfen (auch Salbei).

☞ Achtung: Sie sollten kein kochendes oder zu heißes Wasser zum Inhalieren nehmen, das reizt die Schleimhäute noch mehr; höchstens 60 °C.

Dreimal täglich für 15-20 Minuten inhalieren.

Bei **Entzündungen der Nasennebenhöhlen** (Oberkiefer bzw. Stirn reagieren schmerzhaft auf Klopfen mit den Zeigefingerspitzen) wird ebenfalls mit Tropfen und Inhalationen therapiert. Tritt bei solchen Entzündungen zusätzlich hohes Fieber mit starken Schmerzen auf, sind Antibiotika angesagt.

Medikamente

1. Gefäßverengende Tropfen

● *XYLOMETAZOLIN* (Kleinkinder 0,05 %, Erwachsene und Schulkinder 0,1 %):

○ OTRIVEN (Tropfen)

- ○ OLYNTH (Tropfen)
- ○ NASENTROPFEN RATIOPHARM
- ○ NASENTROPFEN AL
- ○ RHINOPRONT (Tropfen)

Alle Mittel auch als Dosierspray, Pumpspray etc. erhältlich.

2. Kamillenextrakt (auch bei Infektionen des Rachens und der tiefen Atemwege/Bronchien)

- ● *KAMILLE-EXTRAKT*
- ○ KAMILLOSAN (Lösung)
- ○ EUKAMILLAT (Lösung)
- ○ KAMILLE SPITZNER (Lösung)

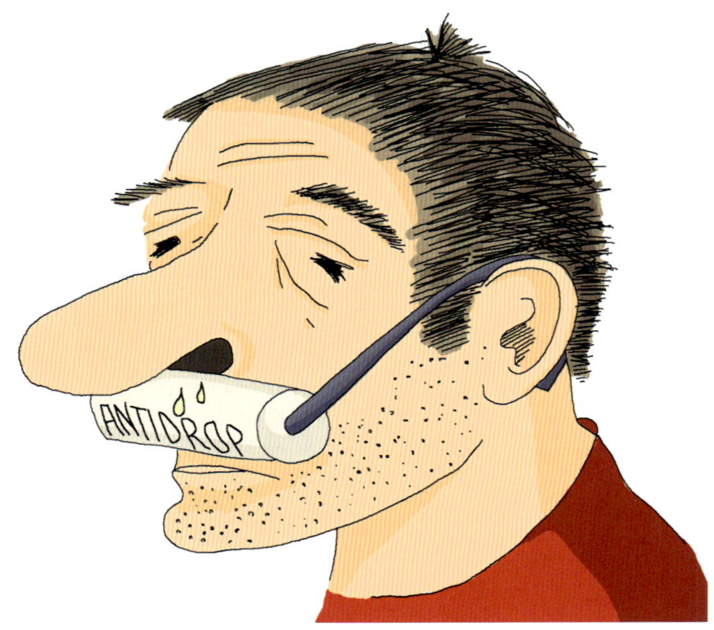

3. Antibiotika

- *AMOXICILLIN* (☞ Kapitel „Antibiotika“)

Dosierung

1. Gefäßverengende Tropfen

- *XYLOMETAZOLIN*: bis zu 4 x tägl. 1-2 Tropfen pro Nasenloch

2. Kamillen-Extrakt (auch bei Infektionen des Rachens und der tiefen Atemwege/Bronchien)

- *KAMILLE-EXTRAKT*: 3-4 x tägl. 10-15 Min. inhalieren

3. Antibiotika

- *AMOXICILLIN*: ☞ Kapitel „Antibiotika“

Hals

Bei **Halsentzündungen** Inhalation von Kamillendämpfen, gurgeln mit Salzwasser (1 %), eventuell verdünnte BETAISODONA-Lösung (schmeckt scheußlich). Keine Halstabletten, die können eine subakute Mandelentzündung chronifizieren, was zu Schäden an Herz und Nieren führen kann. Außerdem fördern sie die Entstehung von Mundpilz.

Sind auf verdickten Mandeln weiße Stippchen zu sehen (Untersuchung mit umgedrehtem Esslöffel und Taschenlampe), die Halslymphknoten im Kieferwinkel schmerzhaft geschwollen und ist das Allgemeinbefinden schlecht mit hohem Fieber – oft auch Mundgeruch –, müssen Antibiotika gegeben werden, da in diesem Falle eine **eitrige Mandelentzündung** besteht. Bei solchen Entzündungen wirkt noch am besten das altbewährte PENICILLIN V (ISOCILLIN, MEGACILLIN, PENICILLIN V RATIO-PHARM etc.). Dosierung: ☞ Kapitel „Antibiotika“.

 Achtung: Besteht eine Allergie?

Tiefe Atemwege

Eine **Bronchitis** wird ebenfalls mit Inhalationen behandelt (☞ Kapitel „Nase“). Wer meint, weiter rauchen zu müssen, hat länger Beschwerden! Mittel wie *ACETYLCYSTEIN* (ACC ...) und *AMBROXOL* (MUCOSOLVAN etc.) gehören zu den Mitteln, deren Wirksamkeit nicht völlig nachgewiesen ist; deshalb rate ich zum

Verzicht auf diese Mittel. Inhalieren bringt auch eine ganze Menge, ist aber natürlich auch mit etwas mehr Aufwand verbunden. Es sollte viel getrunken werden (mindestens drei Liter pro Tag), damit der Schleim flüssig wird. Am besten ist süßer Tee, da Zucker bzw. Honig den Hustenreiz hemmen. Hustentropfen und -saft sind nur in Ausnahmefällen zu nehmen, wenn durch Hustenanfälle Schmerzen entstehen oder Schlaflosigkeit erzeugt wird. Dann allerdings besser gleich codeinhaltige Mittel wie CODIPRONT etc. Eine Bronchitis, die oft zusammen mit weiteren grippeähnlichen Symptomen auftritt, hat als Ursache in der Regel eine Virusinfektion. Virusinfektionen sollten nie (!) mit Antibiotika behandelt werden.

Erst wenn hohes Fieber, Husten mit eitrigem oder grünlich-gelbem Auswurf, Atemnot oder atemabhängige Schmerzen im Lungenbereich auftreten, darf man an eine **Lungenentzündung** denken. Ist ein Arzt in der Nähe: hingehen, da der durch Abhören die Diagnose stellen kann.

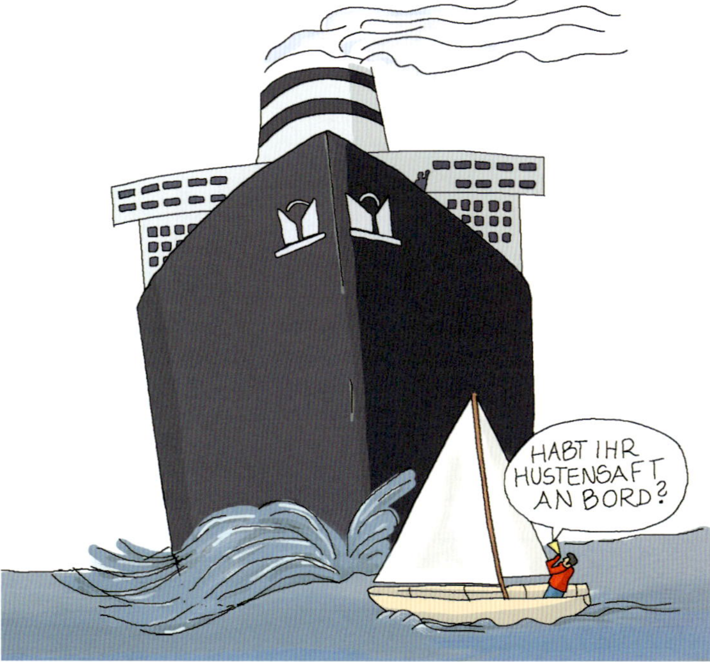

Bei sonst gesunden Erwachsenen empfiehlt sich die Gabe von *ERYTHROMYCIN*, das mit seinem Wirkspektrum fast alle bakteriellen Erreger einer Lungenentzündung – und das können viele sein – erfasst. Drei- bis viermal 500 mg pro Tag werden gegeben, drei Tage länger, als die Symptome dauern – in der Regel sieben bis zehn Tage.

Bei Unverträglichkeit von *ERYTHROMYCIN*, die sich meist durch Übelkeit, Durchfall, Magen- bzw. Bauchschmerzen äußert, können Sie als (teure) Alternative *CLARITHROMYCIN* (KLACID 2 x 250-500 mg/Tag) oder *ROXITHROMYCIN* (RULID 2 x 150 mg) über den erwähnten Zeitraum einnehmen. Als weitere Alternative (preiswerter) steht *AMOXICILLIN* (Breitspektrumpenicillin) zur Verfügung, das allerdings oft nicht alle Keime erfasst.

Über Sechzigjährige mit Begleiterkrankungen wie Zuckerkrankheit, Asthma etc. sollten bei Auftreten eines Atemwegsinfektes unbedingt einen Arzt aufsuchen.

Werden trotz Antibiotikaeinnahme und sinkendem Fieber die atemabhängigen Schmerzen stärker, ist eine Beteiligung des Rippenfells wahrscheinlich. Man gibt zusätzlich entzündungshemmende Mittel, die gleichzeitig schmerzlindernd wirken, z. B. *IBUPROFEN* (IBUPROFEN AL 400 3 x 1 Tablette/Tag, max. 3 x 2 Tabletten/Tag) oder *DICLOFENAC* (DICLOFENAC – verschiedene Firmennamen). Als Magenschutz zusätzlich OMEPRAZOL nehmen.

Bettruhe bei Lungenentzündung mit oder ohne Rippenfellbeteiligung!

Medikamente

1. Inhalier- und Einreibemittel

▷ verschiedene Inhaltsstoffe

○ KAMILLE-EXTRAKTE (☞ Kapitel „Nase“)

○ SOLEDUM BALSAM

○ ERKÄLTUNGSBALSAM RATIOPHARM

○ TRANSPULMIN BALSAM

○ BRONCHOFORTON N (Salbe)

○ EMSER BALSAM

○ ERKÄLTUNGSSALBE (Doerr-Pharma)

2. Hustenmittel mit CODEIN

● *CODEIN*

○ CODIPRONT MONO (Kapseln/Tropfen/Saft)

○ CODEINUM PHOSPHORICUM (Compretten)

○ CODEINUM PHOSPHORICUM forte (Compretten)

Dosierung

1. Inhalier- und Einreibemittel

Da diese Mittel in unterschiedlicher Darreichungsform angeboten werden, empfiehlt sich hier das genaue Studium des Begleitzettels. ☝ Achtung: Halten die Beschwerden unter dieser Behandlung länger als drei Tage an, sollten Sie den Arzt aufsuchen.

Anschließend weiter mit *CODEIN*.

2. Hustenmittel mit *CODEIN*

- *CODEIN-PHOSPHAT*: 3 x 30-50 mg pro Tag

Herz-Kreislauf-Erkrankungen, Stoffwechsel

Eigentlich wollte ich diese Erkrankungen gar nicht in dieses Kompendium aufnehmen, weil mir das Thema für Laien etwas zu kompliziert erschien. Die reisemedizinische Praxis zeigt allerdings, dass immer mehr ältere Menschen sich den Herzenswunsch einer weiten Reise erfüllen wollen, und im Alter tritt diese Art von Erkrankungen eben etwas häufiger auf. Deshalb ist dieses Kapitel etwas ausführlicher und hoffentlich verständlich.

Zunächst einmal ist es wichtig zu wissen, welcher Art diese Erkrankungen sind, wie sie zustande kommen und welches Erscheinungsbild sie haben, damit beim Auftreten von akuten Symptomen die Notfallmaßnahmen auf einer gewissen Grundlage basieren.

Herz-Kreislauf-Erkrankungen sind im weitesten Sinne Gefäßerkrankungen, die dafür verantwortlich sind, dass die von den betroffenen Gefäßen versorgten Organe nicht in genügendem Maße mit Blut und damit hauptsächlich nicht mit dem notwendigen Sauerstoff versorgt werden können.

Es sind zwei Arten von Veränderungen. Zum einen gibt es die Altersveränderungen, das heißt, mit dem Alter verändert sich die Struktur des Gewebes. Und gegen das Altern kann man wenig unternehmen.

Die zweite Art ist allerdings beeinflussbar; dies sind die krankhaften Veränderungen. Was kann und will man beeinflussen?

Als Beispiel will ich die Risikofaktoren für die Entstehung einer Coronaren Herzkrankheit (Verengung der Herzkranzgefäße) anführen (letztendlich beeinflussen diese Faktoren auch alle anderen Arterienerkrankungen):

- ▷ Fettstoffwechselstörung – Cholesterinerhöhung
- ▷ Rauchen
- ▷ Bluthochdruck – Hypertonie
- ▷ Zuckerkrankheit – Diabetes mellitus, insbesondere Altersdiabetes
- ▷ Übergewicht/Bewegungsmangel
- ▷ genetische Faktoren – Herzinfarkt, Schlaganfall in der Familie
- ▷ Stress

Es gibt noch andere Ursachen für Gefäßerkrankungen, z. B. entzündlicher Art, auf die aber in diesem Kapitel nicht eingegangen werden soll, weil sie eher selten sind.

Cholesterin

Cholesterin ist eigentlich ein wichtiger Baustein für die Synthese von z. B. Hormonen, Vitamin D und Gallensäuren (Verdauung). Das meiste Cholesterin wird in Eigensynthese produziert.

Zum Krankheitsauslöser wird ein Zuviel von Cholesterin im Blut, sei es durch verstärkte Aufnahme in Form von tierischen Fetten (gesättigte Fettsäuren), sei es durch genetisch bedingte Faktoren.

Zur Gefäßkrankheit kommt es – vereinfacht gesagt – durch Ablagerungen eines Cholesterin-Protein-Gemisches an den Gefäßwänden, wodurch auf unterschiedliche Art und Weise die Durchblutung vermindert wird. Reißt so eine Ablagerung ab, kann dies zur Verstopfung des betroffenen Gefäßes und damit zum Infarkt führen.

40 % aller Deutschen essen zu fett, vor allem zu viele tierische Fette. Einmal Fleisch pro Woche genügt, wenn Sie nicht gleich vegetarisch/vegan leben wollen. Vorsicht beim Genuss von Wurst, hier hat man es mit versteckten Fetten zu tun.

Empfehlenswert ist der Genuss von Obst, Gemüse, Vollkornprodukten, Seefisch (führt zur Senkung von Blutfetten), Gerste, Hafer und Hülsenfrüchten (Bindung von Gallensäuren). Dazu viel Bewegung.

Die medikamentöse Behandlung sollte kritisch gesehen werden. Heute werden bei fast jeder Cholesterinerhöhung sogenannte Cholesterin-Synthese-Hemmer (z. B. *SIMVASTATIN*) verschrieben. Das ist in den meisten Fällen ein falscher Behandlungsansatz. Diese Medikamente sollten nur als sogenannte Sekundärprophylaxe bei schon vorhandenen Gefäßerkrankungen mit den Folgeerscheinungen Herzkranzgefäßverengung, Herzinfarkt, Verschluss von großen Gefäßen im Körper und an den Extremitäten, Diabetes mellitus und einigen weiteren manifesten

Erkrankungen der Gefäße dienen. Für die Primärprophylaxe (Vorbeugung bei nicht vorhandenen manifesten Erkrankungen) reichen die oben angegebenen Diätansätze, mehr Bewegung und Gewichtsabnahme aus.

Rauchen

Wer nur 1 bis 2 Zigaretten am Tag raucht, bekommt wohl keine Probleme. Alle anderen, auch die Benutzer von E-Zigaretten, sind gefährdet. Also besser lassen.

Arterieller Bluthochdruck – Hypertonie

Es gibt unterschiedliche Formen, bei 90 % lässt sich keine eigentliche organische Ursache finden. 15 bis 20 Millionen Menschen leiden in Deutschland an dieser Erkrankung, die Gefäßveränderungen vor allem im Gehirn, am Herzen, Augenhintergrund (Netzhaut) und Nieren fördert.

Unter Bluthochdruck versteht man heute einen anhaltenden arteriellen Druck von über 140/90 mmHg. Es müssen allerdings Werte über einen gewissen Zeitraum sein. Am sognannten Weißkittel-Syndrom, d. h. erhöhte Werte nur beim Arzt, sonst normale Werte, erkennt man, dass der Blutdruck auch mal kurzfristig auf erhöhte Belastungen (auch psychische) reagieren kann, was sinnvoll und keineswegs krankhaft ist.

Leicht erhöhte Werte müssen nicht sofort mit Medikamenten behandelt werden. Ab 160/100 mmHg über längere Zeit – wobei die Langzeit-Blutdruckmessung ein hilfreiches Werkzeug ist – sollte eine medikamentöse Therapie innerhalb eines Monats, ab 180/110 mmHg innerhalb einer Woche eingeleitet werden.

Was können Sie selbst tun?

- ▷ Gewichtsabnahme: Pro verlorenem Kilogramm Körpergewicht gehen erster und zweiter Wert durchschnittlich um 1 mmHg herunter.
- ▷ Verminderte Kochsalzzufuhr: 2-4 mmHg Abnahme sind möglich, mit viel Obst und Gemüse sowie weiterer gesunder Ernährung (☞ S. 89) auch mehr. Aber Vorsicht: Bei mittelalten Männern – die wurden hauptsächlich untersucht, für andere gilt das wahrscheinlich auch – ist das Herzinfarktrisiko bei sehr niedriger Kochsalzzufuhr erhöht! Auch hier zeigt sich wieder: Extreme Diätmaßnahmen sind meist schädlich.
- ▷ Auf das Rauchen (☞ S. 90) und starken Alkoholkonsum ist zu verzichten. Allerdings scheint ein mäßiger Alkoholkonsum – bis 30 g täglich – mit geringerer vorzeitiger Sterblichkeit einherzugehen (☞ Kapitel „Alkohol“).

- ▷ Bewegung: Ausgleichssport wie z. B. Laufen, Gehen, Fahrradfahren, Schwimmen, Gymnastik. Kein Leistungssport! Keine isometrischen Belastungen wie z. B. Gewichtheben!
- ▷ Stressminderung: Berufliche Belastungen, Schichtarbeit, aber auch Mobbing und familiäre sowie Beziehungsprobleme sollten, soweit möglich, vermindert werden.

Bei leicht erhöhten Blutdruckwerten sollten zunächst die nichtmedikamentösen Maßnahmen durchgeführt werden.

Diabetes mellitus – Zuckerkrankheit (hier vor allem Erwachsenen- bzw. Altersdiabetes)

Diabetes mellitus tritt bei 5-6 % der erwachsenen Bevölkerung auf, bei vielen Menschen wird die Erkrankung erst im höheren Alter festgestellt. Genetische Faktoren sind wichtig: Jeder zweite Angehörige ersten Grades von Altersdiabetikern erkrankt ebenfalls im höheren Alter.

Mindestens ebenso wichtige Gründe sind allerdings Bewegungsarmut und Übergewicht. Insgesamt besteht ein Zusammenwirken von verschiedenen Faktoren wie z. B. Übergewicht, Fettstoffwechselstörung, Gicht und Diabetes mellitus, weshalb man für das gemeinsame Auftreten dieser Erkrankungen heutzutage die Bezeichnung Stoffwechsel- bzw. Metabolisches Syndrom benutzt.

Grob gesagt fördert zu hoher Zuckergehalt im Blut die Gefäßkrankheit in kleinen und großen Gefäßen, besonders gefährdet sind Herz, Gehirn, Augenhintergrund und Nieren, aber auch Extremitäten – der diabetische Fuß macht auch heute noch Amputationen des Öfteren erforderlich.

Bewegungsmangel/Übergewicht

Dies wurde in den vorherigen Kapiteln mehrfach angesprochen. Unsere Lebensweise fördert beides.

Also: mehr bewegen, viel Sport, aber kein Leistungssport. Auch im Büro können Sie zwischendurch Kniebeugen und Liegestütze machen.

Genetische Faktoren

Treten Symptome einer Gefäßverschlusskrankheit wie Herzinfarkt, Schlaganfall, schlecht durchblutete Füße etc. in frühem Alter auf, müssen auch genetische Faktoren ins Auge gefasst werden. Dann ist eine frühzeitige medikamentöse Behandlung erforderlich.

Falls aber ein Kettenraucher mit Übergewicht, Bewegungsmangel, Zuckerkrankheit und Bluthochdruck mit 50 Jahren einen Herzinfarkt erleidet, können genetische Faktoren vernachlässigt werden.

Stress

☞ siehe Abschnitt „Bluthochdruck"

Notfälle

Herz-Kreislauf- sowie stoffwechselbedingte Notfälle aus heiterem Himmel sind extrem selten; es ist fast immer eine Vorerkrankung vorhanden. So sollten die für eine Reisegruppe Verantwortlichen, bzw. bei kleinen Gruppen die begleitenden Personen, um die Erkrankungen und die Medikation der ihnen Anvertrauten wissen, z. B. über eine Medikamentenliste verfügen, das kann im Extremfall lebensrettend sein.

Ein Blutdruckmessgerät sollte zur Ausrüstung gehören und auch bedient werden können.

Oft geschieht ein Herz-Kreislauf-bedingter Notfall nach extremen Belastungen, meist körperlich, aber auch psychisch.

Ich hatte die kreislaufbedingten Erkrankungen ja schon zu Beginn des Kapitels benannt, ich will sei hier nochmal wiederholen: gefährdet sind Personen mit Koronarer Herzkrankheit, Bluthochdruck, Arterieller Verschlusskrankheit, Herzrhythmusstörungen und Diabetes mellitus. Notfallbehandlung bei Herzrhythmusstörungen will ich hier nicht beschreiben, das ist für Laien zu kompliziert.

Ausnahme: Herzrasen bei sonst gesunden Menschen.

Wenn Sie um die Vorerkrankung wissen, z. B. wenn es einem an Bluthochdruck erkrankten starken Raucher bei einer Belastung plötzlich schlecht geht – extreme Schwäche, graues Hautkolorit, eventuell Atemnot und Schmerzen in der Brust –, dann können Sie Ihr Blutdruckmessgerät herausholen und erst mal sehen, wie sich der Kreislauf verhält. Denn das ist das Wichtigste: Sind Kreislaufverhältnisse und Atmung einigermaßen normal, besteht in der Regel keine akute Lebensgefahr. Drei Kriterien sind besonders zu beachten: **Bewusstsein, Atmung, Puls**. Sie können sich das anhand des Namens einer Kölner Rockgruppe merken: **BAP**.

Besteht eine sogenannte Koronare Herzkrankheit, so kann bei Belastung durchaus eine Angina Pectoris mit Schmerzen hinter dem Brustbein, die nicht atemabhängig sind, resultieren; der Schmerz kann aber auch zwischen den

Schulterblättern oder im Bereich der linken Schulter auftreten. Ist der Blutdruck normal oder erhöht, so kann Nitro-Spray gegeben werden, das der Erkrankte natürlich dabeihaben sollte. Das Spray wird unter die hochgenommene Zunge gesprüht. Falls Nitro-Kapseln vorhanden sind, zerbeißt sie der Betreffende.

Liegt der erste Wert über 120 mmHg, können zwei Hübe gegeben werden. Zwischen 100 und 120 mmHg sollte ein Hub gegeben werden. Bei einem Blutdruck unter 100 mmHg (erster Wert) darf kein Nitro gegeben werden; damit könnte man den Betreffenden umbringen, denn dann sinkt der Blutdruck so stark, dass durch die verengten Gefäße nichts mehr ankommt, und der Herzinfarkt wird durch die Behandlung ausgelöst. Daran sehen Sie, wie wichtig im Notfall die Blutdruckmessung ist.

Was passiert durch das Nitro? Das Herz wird entlastet und der Sauerstoffverbrauch sinkt.

Geht der Schmerz nach Gabe von Nitro nicht zurück und erholt der Kranke sich nicht, liegt wahrscheinlich ein Herzinfarkt vor. 112 anrufen und den Notarzt anfordern.

Liegt bei einem Bluthochdruckkranken der Wert unter 200/120 mmHg und sind außer Unwohlsein und Schwindel keine weiteren Symptome vorhanden, kann man die Blutdrucktabletten, die der Patient morgens einnimmt, nochmal geben und abwarten. Auf keinen Fall sollte der Blutdruck zu schnell gesenkt werden.

Liegt der Blutdruck über 200/120 mmHg und bestehen Symptome wie Verwirrung, Brustschmerz, Kribbeln in Händen und Füßen, Verlust der Sensibilität (Taubheitsgefühle), treten plötzlich Seh- oder Sprachstörungen auf, ist sofort 112 anzurufen und ein Notarzt anzufordern.

Also noch einmal zur Wiederholung: Bewusstsein, Atmung und Puls: **(BAP)**, danach auf die weiteren Symptome Brustschmerz, Hautkolorit, Taubheitsgefühle, Kribbeln in Händen und/oder Füßen, Seh- oder Sprachstörung achten und immer Blutdruck messen.

Was können Sie gemeinsam mit den oben angesprochenen Maßnahmen als Laie initial tun?

Herzinfarkt/Angina Pectoris

Schwäche, Brust-/Rücken-/Schulterschmerz, graue Hautfarbe, eventuell Herzrhythmusstörung

▷ Immobilisation: Patienten hinlegen

- ▷ bei hohem Blutdruck Oberkörper hoch, bei niedrigem Beine hoch
- ▷ bei ausreichendem Druck Nitro-Spray geben
- ▷ Aspirin (ASS) 500 mg, 2 Tabletten oral
- ▷ frische Luft
- ▷ sofortigen Transport mit Notarzt veranlassen

Schlaganfall

Verwirrung, Schwindel, einseitiger Ausfall von Arm und Bein, eventuell Seh- und/oder Sprachstörung, Pfeifen nicht mehr möglich, ausgestreckte Zunge wandert nach einer Seite aus, grobe Kraft (beide Hände gleichzeitig drücken) einseitig vermindert, oft Blutdruckerhöhung

- ▷ Frischluft
- ▷ Oberkörper hochlagern, wenn der Blutdruck ausreichend hoch ist, sonst Oberkörper und Beine hoch, Beine dabei höher als Oberkörper
- ▷ Falls der Blutdruck extrem hoch ist (> 200/120 mmHg), zwei Hübe Nitro, falls vorhanden, geben.
- ▷ Manchmal haben an Bluthochdruck leidende Patienten auch spezielle „Schnellsenker“ dabei, das sind Kapseln oder Tropfen eines bestimmten blutdrucksenkenden Medikaments (NIFEDIPIN-Abkömmlinge). Die bitte nur bei einem Blutdruck von über 200/120 mmHg geben.
- ▷ Sofortigen Transport in eine Klinik mit stroke unit (Schlaganfall-Einheit) veranlassen, am besten natürlich mit Notarzt.

Herzrasen

Herzrasen tritt bei eigentlich gesunden Menschen manchmal auf, wenn besondere Belastungen vorausgegangen sind. Die Ursache liegt meist im psychischen Bereich.

Erstmaßnahmen: den Betroffenen ein Glas kaltes Wasser schnell trinken lassen, Luft danach so lange wie möglich anhalten lassen (die Massage der Arteria Carotis – nur einseitig! – sollten Sie erfahrenen Ersthelfern überlassen). Abwarten, ruhig auf die betreffende Person einreden. Falls nach einer halben Stunde keine Besserung eingetreten ist: Notarzt anfordern.

Zu diesem Themenbereich gehört auch die sogenannte **Hyperventilation**, die durch meist psychisch bedingte verstärkte Atmung entsteht. Hauptsymptome: krampfbedingte Pfötchenstellung der Hände und Kribbeln im Bereich des Mundes. Alleinige Maßnahme für Laien: den Betroffenen für ein paar Minuten in eine Tüte atmen lassen. Die Erholung erfolgt recht schnell.

Reanimation bei Herz- und Atemstillstand

Das ist nun der Extremfall und eine große Herausforderung für den Ersthelfer. Vor jeder Maßnahme zuerst 112 anzurufen: Ort und Zustand des Patienten angeben. BAP! Puls am Hals suchen, Ohr auf Brustbein legen, um nach Herztönen zu suchen. Platz schaffen! Harte Unterlage!

Patient ist meist bewusstlos, eine Anamnese (Geschichte der Vorerkrankungen) kann meist nicht erhoben werden. Sind Angehörige dabei, sollten Sie diese nach Medikamenten fragen.

Zunächst werden die Atemwege freigelegt – Fremdkörper und Erbrochenes entfernen! Den Kopf des auf dem Rücken liegenden Patienten überstrecken (Hände unter beide Unterkiefer, Kopf zu sich ziehen und das Kinn nach oben kippen). Bei Nichtvorhandensein von Herztönen sollten Sie zunächst ein kräftiger Faustschlag aufs Brustbein geben, damit kann ein eventuell vorhandenes Kammerflimmern durchbrochen werden. Erneut Ohr aufs Brustbein. Hören Sie keine Herztöne: Herzdruckmassage durchführen. Die Herzmassage, das heißt das Aufrechterhalten der Blutzirkulation, ist wichtiger als die Beatmung, da sich ja immer noch Sauerstoff im Blut befindet.

Wie machen Sie das?

Stelle aufsuchen, wo der untere Rippenrand ins Brustbein mündet, ca. 2 cm darüber den Handballen auf das Brustbein setzen, nur der Handballen berührt das Brustbein, jetzt unterstützt von der anderen Hand mit gestreckten Armen „das Blut durch den Körper pumpen", indem Sie dreißigmal fest auf das Brustbein drücken, danach wird zweimal beatmet, dann geht die Prozedur von vorne los, bis der Notarzt kommt. Das kann schonmal eine halbe Stunde dauern.

Die Beatmung geht folgendermaßen vor sich, wobei der Mund-zu-Nase-Beatmung, wenn möglich, der Vorzug zu geben ist: Mund am überstreckten Kopf zuhalten, die Nase mit dem Mund fest umschließen und Luft in Nase einblasen.

Falls ein Helfer dabei ist, sollten Sie sich die Reanimationsarbeit teilen.

Also: dreißigmal Blut „pumpen", dann zwei Beatmungsstöße durch die Nase am überstreckten Kopf, dann weiterpumpen und nach dreißig Pumpstößen erneut zwei Beatmungsstöße geben und immer so weiter.

Manchmal kommt es allerdings auch bei Herzgesunden zu Atemstillstand und dann ist meist ein **Fremdkörper in den Atemwegen** die Ursache. So etwas passiert eher bei Säuglingen und Kleinkindern, aber auch bei Erwachsenen kann es vorkommen.

Was tun Sie in solch einem Fall?
Säuglinge und Kleinkinder:
Das Kind am Bauch in die Hand nehmen (Rücken nach oben), Kopf tiefer als der Po, und dann mit der anderen Hand leichte Schläge auf den Rücken geben.

Erwachsene und größere Kinder:
Heimlich-Handgriff: Der Helfer umfasst den Patienten von hinten, die Hände werden unter dem Brustbein – und unter den Rippen – verschränkt und in diesem Zustand werden ein oder mehrere Druckstöße nach oben Richtung Zwerchfell durchgeführt.

Beim bewusstlosen Patienten kniet der Helfer über dem Patienten und drückt mit beiden Händen stoßartig vom Magenbereich Richtung Zwerchfell.

Durch die ruckartige Druckerhöhung im Bronchialbereich wird im Falle des Erfolges der Fremdkörper ausgestoßen.

Nachuntersuchung erforderlich, da innere Organe bei dem Vorgang verletzt werden könnten.

Unterzuckerung – Hypoglykämie

Kommen wir nochmal zur Zuckerkrankheit, dem Diabetes mellitus. Akut lebensbedrohlich ist meist nicht das Zuviel an Zucker im Blut, das schädigt eher langfristig, sondern die Unterzuckerung.

Die kann auftreten, wenn die Kohlenhydrataufnahme bei medikamentöser Behandlung des Diabetes zu gering ist. Sie geht zuweilen einher mit einem Alkoholexzess am Vortag.

Treten bei einem Menschen mit bekanntem Diabetes und medikamentöser Behandlung Schwäche, psychische Veränderungen und/oder extreme Nervosität auf, hilft nur Zucker! Diabetiker haben oft Traubenzucker dabei. Vorher fragen, wo der aufbewahrt wird. Ansonsten Zuckerlösung oder Apfelsaft zu trinken geben. Bei Ohnmacht kann der Zucker natürlich nicht oral gegeben werden, dann ist schnellstmöglich der Notarzt zu benachrichtigen.

War der Patient nicht ohnmächtig und wird er durch die Behandlung wie durch ein Wunder wieder „normal", ist ein Transport ins Krankenhaus nicht unbedingt erforderlich. Dann reichen die Beobachtung durch die Begleiter, normales Essverhalten und kein Alkohol.

Unterzuckerung kann auch bei nicht an Diabetes erkrankten Menschen Schwächezustände erzeugen. Dies geht dann oft mit größeren Anstrengungen und zu wenig Flüssigkeit einher. Abhilfe: süß essen und viel trinken.

Magen-Darm-Beschwerden

Beim Auftreten von ziehenden, stechenden **Magenschmerzen** – meist in einem Dreieck, das als Seitenbegrenzung die Rippenbögen, als Basis eine gedachte Linie etwas oberhalb des Bauchnabels und als Spitze das untere Ende des Brustbeins hat –, sowie bei **Sodbrennen**, das noch ein Stück weiter nach oben reichen kann, sollten Sie, wenn es länger dauert und nicht Folge eines alkoholreichen Abends ist, erst mal alles weglassen, was der Magenschleimhaut schadet: Nikotin, Kaffee und Alkohol sind starke „Säurelocker", auf die zunächst einmal (vielleicht auf Dauer) verzichtet werden sollte. Auch stark säurehaltige „Frühstückssäfte" wie Grapefruit- oder Orangensaft sind wegzulassen. Oft sind die Ursache über längere Zeit verwendete Schmerzmittel (Aspirin) oder Rheumamittel wie Diclofenac oder Ibuprofen. Hier sollten Sie nach Alternativen suchen (Paracetamol). Auch banale Infekte sorgen manchmal für Magenschmerzen, im Allgemeinen mit Übelkeit verbunden.

Ärger und Probleme verstärken die Symptome häufig, manchmal sind sie auch die Auslöser.

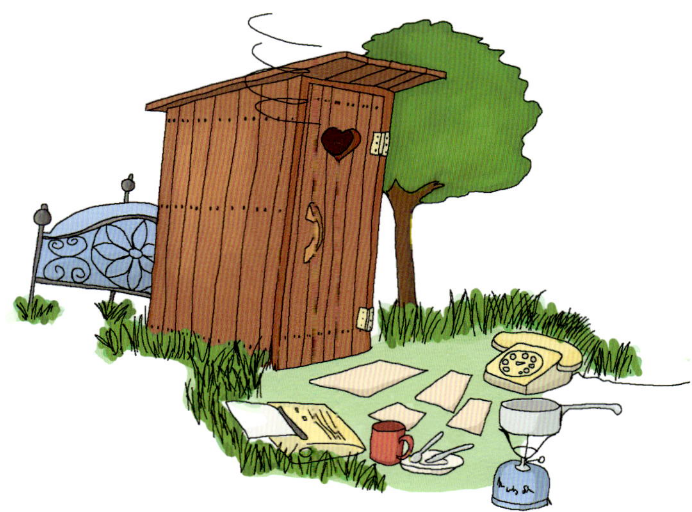

Dauern die Beschwerden Wochen bis Monate, muss an ein **Magengeschwür** – das sich meist jedoch im Zwölffingerdarm befindet – gedacht werden. In vielen Fällen ist hier ein Bakterium der Auslöser, das bis jetzt nur mit Magenspiegelung und Gewebeprobe in ausreichender Genauigkeit nachgewiesen werden kann, weshalb ich jedem, der an lange anhaltenden Magenschmerzen leidet – oft mit Gewichtsabnahme verbunden –, zu solch einer Spiegelung raten möchte. Bei Nachweis des Bakteriums sind Sie bei adäquater Therapie mit einer Wahrscheinlichkeit von über 90 % auf Dauer von Ihrem Geschwür befreit.

Doch neben dem Weglassen schöner Sachen können Sie natürlich auch versuchen, sich akut Linderung zu verschaffen. Bevor allerdings die Chemie zum Einsatz kommt, erst mal ein paar „natürliche" Mittel: Fencheltee hilft nicht nur Säuglingen, auch der erwachsene Magen reagiert positiv. Bei Schmerzen mit Völlegefühl zusätzlich einen Löffel Kümmel in den Tee (lecker), das Ganze drei- bis viermal täglich.

Ein weiteres bewährtes Rezept aus Omas Hausmittelschatz ist Lakritz – die Firma Haribo hat mir diesen Hinweis bisher leider nicht gedankt.

Warme Milch kann dann zum Einsatz kommen, wenn klar ist, dass kein Magen- oder Zwölffingerdarmgeschwür vorliegt.

Als nächste Behandlungsstufe folgt, wenn die einfachen Mittel keinen Erfolg gebracht haben, die Neutralisierung der Magensäure mit sogenannten Protonenpumpenhemmern (z. B. *OMEPRAZOL*). Seit 2009 sind Packungen mit 14 Tabletten zu 20 mg rezeptfrei erhältlich. Die Tagesdosis sollte 20 mg betragen. Dauern die Beschwerden länger als 14 Tage an, ist dringend ein Arzt aufzusuchen.

Antazida wie MAALOXAN oder SOLUGASTRIL sind nur noch Mittel der zweiten Wahl, da sie schwächer wirksam und mehrfach über den Tag verteilt eingenommen werden müssen (Arzneimittel-Kursbuch 2010/11).

Bei Übelkeit und Erbrechen infolge eines **Magen-Darm-Infekts** empfiehlt sich – neben Fencheltee – die Einnahme von *DIMENHYDRANAT* 50-100 mg (VOMEX A (Dragees), REISETABLETTEN RATIOPHARM) oder *DIPHENHYDRAMIN* 50-100 mg (EMESAN (Tabletten)) alle vier bis sechs Stunden.

 Vorsicht, diese Mittel machen müde.

Bei Nichtwirksamkeit kann nach einigen Stunden auf *METOCLOPRAMID* als nächststärkeres Mittel zurückgegriffen werden (z. B. PASPERTIN, MCP, METOCLOPRAMID); ein- bis dreimal 10 mg einnehmen.

 Nicht für Kinder! Vorsicht bei Jugendlichen!

Diese Mittel haben sich auch zur kurzfristigen Behandlung der Seekrankheit bewährt (☞ S. 56).

Bei Oberbauchschmerzen, Übelkeit und Blähbauch muss in südlichen Ländern auch an Wurmbefall gedacht werden. Dazu die Aussage eines Tropenmediziners: „Salat ist in den Tropen eine Giftpflanze!" Kochen, Braten, Schälen oder Wegwerfen ist die Devise bei Obst und Gemüse – und zwar nicht nur, um Würmer, sondern um sämtliche Keime abzuwehren. Haben Sie einen Wurm im Stuhl entdeckt, können Sie es erst mal mit natürlichen Mitteln versuchen.

Papaya: drei bis vier Teelöffel der Milch, die man aus der *grünen* (!) Frucht gewinnt, werden mit derselben Menge Honig in einer Tasse mit heißem Wasser gemischt. Dies dreimal täglich eine Woche lang zu sich nehmen.

Bei Madenwürmern, kleine Würmer, die aus dem After kommen und dort u. a. ein Jucken erzeugen, wirkt auch Knoblauch: vier Zehen zerstoßen und mit einem Glas Flüssigkeit (Wasser, Saft etc.) vermischen. Für drei Wochen täglich ein Glas trinken.

Sie können natürlich auch gleich mit Chemie an die Würmer herangehen; *MEBENDAZOL* (VERMOX) ist das Mittel der Wahl:

▷ Madenwürmer: 1 x 1 Tablette, Wiederholung nach 14 Tagen
▷ Übrige Rundwürmer: 2 x 1 Tablette für drei Tage
▷ Bandwürmer: 2 x 3 Tabletten für drei Tage

Daneben sind folgende Maßnahmen erforderlich: absolute Sauberkeit, Händewaschen nach jedem Toilettengang und vor jeder Mahlzeit, Unterwäsche zweimal täglich wechseln, Bettwäsche täglich wechseln (wenn möglich).

Oft tritt bei einem Darminfekt zusätzlich zur Übelkeit Durchfall auf. Hier wirken Cola und Salzstangen (bzw. Salzgebäck) zum Ausgleich des Wasser- und Mineralienverlustes wahre Wunder. Allerdings sollte die Cola zur Hälfte mit Wasser verdünnt werden! Zusätzlich sollten Sie ein Breichen aus Reisschleim – auch gut salzen – kochen und dies tapfer essen. Sie sollten am Tag vier Liter Flüssigkeit trinken bzw. wenn es geht, noch mehr. Ein „Mineralienersatzgetränk" wird mit Hausmitteln folgendermaßen hergestellt: auf einen Liter Wasser einen halben gestrichenen Teelöffel Salz und acht gestrichene Teelöffel Zucker. Wem das zu salzig erscheint, der kann dazu ein wenig Saft mischen.

Der Zucker – genau die angegebene Menge, nicht mehr und nicht weniger – fördert die Aufnahme des Wasser-Salz-Gemisches durch den Darm, und zwar in ganz erheblichem Maße: Es wird etwa zehnmal mehr Flüssigkeit aufgenommen.

Faustregel für die Einnahme:
Kinder: ein 0,2-Liter-Glas pro flüssigen Stuhlgang
Erwachsene: zwei 0,2-Liter-Gläser pro flüssigen Stuhlgang

Bananen in jeder Form helfen, den Kaliumspiegel aufrechtzuerhalten (und stopfen natürlich auch); auf diese Weise werden Muskelkrämpfe vermieden.

Wird der Durchfall davon noch nicht besser, sollte zur Beruhigung des Darms *LOPERAMID* (IMODIUM) eingenommen werden. Man nimmt zunächst zwei, dann nach jedem flüssigen Stuhl eine Kapsel, maximal sechs Kapseln pro Tag. Ich möchte allerdings darauf hinweisen, dass *LOPERAMID* als „Stopfmittel" eine schwere Darminfektion maskieren kann. Deshalb nicht bei Fieber und/oder Blut und Schleim im Stuhl einnehmen!

Hört der Durchfall nach vier bis fünf Tagen nicht auf, besteht höchstwahrscheinlich ein **bakterieller Infekt** oder eine Infektion mit **Darmparasiten (Amöben, Lamblien etc.).** Meist wird der Stuhl schleimig und/oder blutig.

Eigentlich müsste jetzt eine Stuhluntersuchung durchgeführt werden, aber wer macht sowas auf den Tonga-Inseln? Niemand!

Da bakterielle und Parasiteninfektionen unterschiedliche medikamentöse Therapien erfordern, sind Sie jetzt auf das Fieberthermometer angewiesen, das allein schon aus diesem Grund in keiner Reiseapotheke fehlen sollte. Bestehen Temperaturen über 38,5 °C, können Sie von einer bakteriellen Infektion ausgehen. Liegt die Temperatur unter 38,5 °C, so sind höchstwahrscheinlich Amöben die Ursache. Lamblien verursachen in der Regel kein Fieber und keine Blutbeimengungen.

Im ersten Fall sind *CEPHALOSPORINE-Mittel* der Wahl, z. B. CEFACLOR 500 mg (dreimal täglich einnehmen).

Bei einer Parasiteninfektion sind andere Medikamente notwendig. Wer schon einmal eine Trichomonadenkur mitgemacht hat, kennt wahrscheinlich das antiparasitär wirkende Mittel *METRONIDAZOL* (CLONT, FLAGYL), das auch in diesem Fall zur Anwendung kommt, allerdings höher dosiert (3 x 800 mg für fünf bis zehn Tage). Und trinken, trinken, trinken!

Sind Sie sich nicht im Klaren über die Ursache der Infektion, können Sie – ausnahmsweise – die selbst an südasiatischen Universitätskliniken übliche Kombinationsbehandlung mit *METRONIDAZOL* plus Antibiotikum (*CEPHALOSPORINE*) vornehmen. Aber bitte nur, wenn es nicht anders geht.

Wer im südlichen Ausland Durchfall hatte, sollte auf jeden Fall zu Hause eine Stuhluntersuchung durchführen lassen!

Medikamente

1. Magenbeschwerden

Protonenpumpenhemmer

- ● *OMEPRAZOL* 20 mg (Kapseln)
- ● *PANTOPRAZOL* 40 mg (Tabletten)

Säurehemmer (Antazida)

- ○ MAALOXAN FORTE (Kautabletten)
- ○ MAALOX 70 (Suspension)
- ○ SOLUGASTRIL (Gel/Tabletten)

2. Übelkeit/Erbrechen

- ● *DIMENHYDRANAT* 50 mg
- ○ VOMEX A (Dragees/Retardkapseln/Zäpfchen)
- ○ REISETABLETTEN RATIOPHARM
- ○ VOMACUR (Tabletten/Zäpfchen)
- ● *DIPHENHYRDAMIN* 50 mg
- ○ EMESAN (Tabletten)
- ● *METOCLOPRAMID* 10 mg (Zäpfchen/Tabletten/Retardkapseln)
- ○ PASPERTIN
- ○ GASTROSIL
- ○ MCP-RATIOPHARM
- ○ METOCLOPRAMID – verschiedene Firmennamen

3. Durchfall

- ● *LOPERAMID* (Tabletten/Kapseln/Lösung)
- ○ IMODIUM
- ○ LOPALIND
- ○ LOPEDIUM
- ○ LOPERAMID RATIOPHARM
- ○ LOPERAMID – verschiedene Firmennamen
- ● *METRONIDAZOL* (Amöbenruhr)
- ○ CLONT 400 (Tabletten)
- ○ FLAGYL 400 (Tabletten)

- ○ METRONIDAZOL 400 – verschiedene Firmennamen
- ● *CEPHALOSPORIN* (bakterieller Durchfall)
- ● *CEFACLOR* 500 (Tabletten)

Dosierung

1. Magenbeschwerden

- Protonenpumpenhemmer: 1 Kapsel/Tablette tägl., bei starken Beschwerden auch zwei
- Säurehemmer (Antazida): 4 x 1 Beutel/Tablette (nach den Mahlzeiten und zur Nacht)

2. Übelkeit/Erbrechen

- *DIMENHYDRANAT* 50 mg: alle 4-6 Std. 1-2 Tabletten, max. 400 mg/Tag
- *DIMENHYDRANAT* 150 mg: alle 8-10 Std. 1 Kapsel, max. 400 mg/Tag
- *DIPHENHYDRAMIN* 50 mg: 1-3 x tägl. 1 Tablette
- *METOCLOPRAMID*: 1-3 x tägl. 5-10 mg (vor den Mahlzeiten)

3. Durchfall

- *LOPERAMID*: initial 4 mg, nach jedem ungeformten Stuhl 2 mg, max. 12 mg pro Tag, ist der Durchfall nach zwei Tagen nicht weg: absetzen und, wenn möglich, zum Arzt
- *METRONIDAZOL* 400 mg: 3 x 2 Tabletten für 5-10 Tage (Amöbenruhr)
- *CEFACLOR* 500 mg: 3 x 1 Tablette für 7-10 Tage

Analbeschwerden

Bei längerem Sitzen in der Kälte treten manchmal Schmerzen im Analbereich auf, es kann dort auch eine kleine Schwellung getastet werden und schon steht die Fehldiagnose „Hämorrhoiden". In Wirklichkeit ist dies in den meisten Fällen nur ein eher harmloser, aber äußerst schmerzhafter **Bluterguss aus einer kleinen, geplatzten Analvene**, der eine Verkrampfung der Analmuskulatur erzeugt, durch die die Schmerzen noch verstärkt werden. Entscheidend für die Behandlung ist es nun, die Verkrampfung zu lösen. Dies geschieht zunächst durch warme Sitzbäder mit Kamille dreimal täglich für 15 Minuten. Für weichen Stuhlgang ist zu sorgen (☞ S. 104). Unterstützend wirken Salben, die ein Lokalanästhetikum enthalten. Cortisonhaltige Salben sind bei diesen „Pseudo-Hämorrhoiden" nicht erforderlich, sie schaden eher.

Echte **Hämorrhoiden** treten meist nicht akut auf und machen sich zunächst eher durch blutig belegten Stuhl, später erst durch Schmerzen bemerkbar. Natürlich können Sie sich auch hier durch Hämorrhoidensalben Linderung verschaffen. Eine solche Salbe sollte als Lokalanästhetikum *CINCHOCAIN* enthalten, das wenig allergisierend wirkt (FAKTU, DOLO POSTERINE). Alle anderen Hämorrhoidenmittel sind umstritten. Bloß kein Cortison! Die lokale Wirkung von Zäpfchen ist bei Hämorrhoiden nicht belegt. Wichtiger als Salbe aber ist ein ausreichend weicher Stuhl. Weizenkleie oder Leinsamen in Joghurt rühren und viel, viel trinken. Wenig Fleisch, kein Alkohol (Gefäßerweiterung). Eine endgültige Therapie ist nur durch Veröden oder operativ möglich.

Durch harten Stuhlgang kann ein Riss in der Analschleimhaut (**Analfissur**) auftreten, der sich durch **gleichzeitige** Schmerzen und Blutauflagerungen auf dem Stuhl äußert. Bloß nicht mit cortisonhaltigen Salben wie SCHERIPROCT oder PROCTO-JELLIN behandeln, auch wenn's zunächst aufgrund der zusätzlich in diesen Mitteln enthaltenen örtlichen Betäubung eine Linderung gibt. Der Riss kann zu einer chronischen Analfissur auswachsen, die dann operativ beseitigt werden muss. Therapie: wie bei „Pseudo-Hämorrhoiden".

Bei lang andauernden Schmerzen im Analbereich, z. B. durch eine Analfissur, die einem das Leben unterwegs ganz schön vermiesen können, ist ein Licht am medizinischen Horizont aufgetaucht. Es handelt sich um eine Salbe, die eigentlich zur Behandlung von Schmerzattacken bei einer Herzkranzgefäßverengung eingesetzt wird. Der Salbenwirkstoff – Nitroglycerin (keine Angst, explodiert nicht) – bewirkt die oben erwähnte Analmuskelentkrampfung und wirkt schmerzlindernd (besser als jede Hämorrhoidensalbe).

Die Salbe RECTOGESIC (4 mg/g) wird morgens und abends mindestens sechs Wochen lang aufgetragen. Der hierbei gelegentlich auftretende „Nitro-Kopfschmerz" ist unangenehm, aber wegen der hervorragenden Hauptwirkung zu akzeptieren.

Es sollte, sobald wie möglich, eine ärztliche Untersuchung des Darmausgangs durchgeführt werden.

Starkes Schwitzen erzeugt zuweilen im Anal- und auch im Genitalbereich ein lästiges Jucken. Hier kann man zunächst einmal versuchen, mit indifferenten Mitteln Abhilfe zu schaffen: Waschen mit klarem Wasser nach jedem Stuhlgang (sollte sowieso immer gemacht werden), Trocknen durch eingelegte Mullstreifen, Sitzbäder mit Kamille, heilungsfördernde Salben wie BEPANTHEN bzw. PANTHENOL-RATIOPHARM oder zinkhaltige Mixturen wie ZINKSALBE LICHTENSTEIN können mehrmals täglich aufgetragen werden. Nützt das nichts, liegt höchstwahrscheinlich entweder ein **Analekzem** oder eine **Pilzerkrankung** vor. Dabei ist es oft schwierig, zwischen beiden Erkrankungen zu unterscheiden.

Bei einem Ekzem sollten Sie in den ersten Tagen zu einem Cortisonpräparat greifen. Liegt aber eine Pilzerkrankung vor, so breitet sich diese durch die Anwendung des Cortisons in Windeseile aus, es wird also genau das Gegenteil erreicht.

Einen guten Kompromiss bieten hier Kombinationspräparate, die Cortison und ein Pilzmittel enthalten (z. B. BAYCUTEN HC), die auch von Praktikern oft verwandt werden. Wichtig: nach einer Woche auf ein Pilzmittel ohne Cortison, z. B. *CLOTRIMAZOL* (CANESTEN, FUNGIZID RATIOPHARM), wechseln und dieses noch drei bis vier Wochen weiter auftragen. Dann erst ist sicher, dass der Pilz nicht wiederkommt.

Medikamente

1. Sitzbäder

● *KAMILLE-EXTRAKT*
○ KAMILLE SPITZNER (Lösung)
○ EUKAMILLAT (Lösung)
○ KAMILLOSAN (Lösung)

2. Mittel mit dem Lokalanästhetikum *CINCHOCAIN* ohne Cortison

○ DOLO-POSTERINE (Salbe)
○ FAKTU (Salbe)

3. NITRO-Salbe 2 %

○ RECTOGESIC 4 mg/g (Salbe)

4. Mittel mit Cortison und Antimykotikum (Pilzmittel)

○ BAYCUTEN HC

Dosierung

1. Sitzbäder

● Sitzbäder: 3 x tägl. für 10-15 Min. (Kamille/Salbei)

2. Mittel mit dem Lokalanästhetikum *CINCHOCAIN* ohne Cortison

● *CINCHOCAIN*-Salbe: 2 x tägl. im Abstand von 12 Std. bzw. nach jedem Stuhlgang auftragen

3. NITRO-Salbe 2 %

- ● *NITRO*-Salbe: 2 x tägl. 2,5 cm Salbe im Abstand von 12 Std. bzw. nach jedem Stuhlgang auftragen

4. Mittel mit Cortison und Antimykotikum (Pilzmittel)

- ○ BAYCUTEN HC: 2 x tägl. auftragen, max. für 14 Tage

Blase, Nieren, Genitalien

Da die meisten Reisenden kein Mikroskop mit Objektträgern etc. mit sich führen, fehlt das wichtigste Diagnosemittel bei Akutkrankheiten in diesem Bereich. Sie sind also auf die Beobachtung der Symptome angewiesen.

Ich habe festgestellt, dass eine große Ängstlichkeit gegenüber Nierenerkrankungen besteht. Ohne diese verharmlosen zu wollen, muss ich sagen, dass nach meinen Erfahrungen die allermeisten Fälle von Rückenschmerzen nicht auf eine Nierenerkrankung, sondern auf Wirbelsäulenbeschwerden zurückzuführen sind (☞ S.119).

Eine akute **Nierenbeckenentzündung** äußert sich meist durch Rückenschmerzen im Bereich der unteren Rippen, in der Regel einseitig. Durch Beklopfen der unteren Rippen auf der betreffenden Seite ist ein starker Schmerz auslösbar. Gleichzeitig, und das ist wichtig, tritt schon zu Beginn der Erkrankung hohes Fieber, oft mit Schüttelfrost, auf. Deshalb immer ein Fieberthermometer mitnehmen! Oftmals bestand kurz vor Ausbruch der Nierenschmerzen eine Blasenentzündung (☞ S.107). Dies muss aber nicht unbedingt der Fall sein. Beschwerden beim Wasserlassen können völlig fehlen.

Therapie der Wahl: *CEPHALOSPORINE* (z. B. CEFACLOR 500 mg, 3 x täglich) für 10 bis 14 Tage.

Fast alle anderen Antibiotika scheiden wegen der hohen Resistenzen der Keime gegen diese Mittel aus.

Viel trinken (mindestens drei Liter), Wärmflasche, Bettruhe, eventuell Schmerzmittel.

Sollten Fieber und Schmerzen nach drei Tagen nicht nachgelassen haben: dringend einen Arzt zur Anfertigung eines sogenannten Antibiogramms aufsuchen, mit dem festgestellt werden kann, welche Antibiotika noch wirken.

Während bei der Nierenbeckenentzündung der Dauerschmerz im Vordergrund steht, äußern sich **Nierensteine** meist durch kolikartige, d. h. stark ansteigende und dann wieder abflauende Schmerzen.

Hervorgerufen werden kann ein Steinleiden:

- ▷ durch erhöhten Wasserverlust (starkes Schwitzen, starker Durchfall)
- ▷ erhöhte Zufuhr von Calcium in Form von Milch, Milchprodukten wie Käse und Joghurt sowie Vitamin D
- ▷ erhöhte Harnsäurewerte im Blut durch verstärkten Alkoholkonsum (Bier und Wein, hochprozentiger Alkohol), Schweinefleisch, Innereien, Fleischextrakte, Hülsenfrüchte, Erdnüsse, Trockenobst etc.

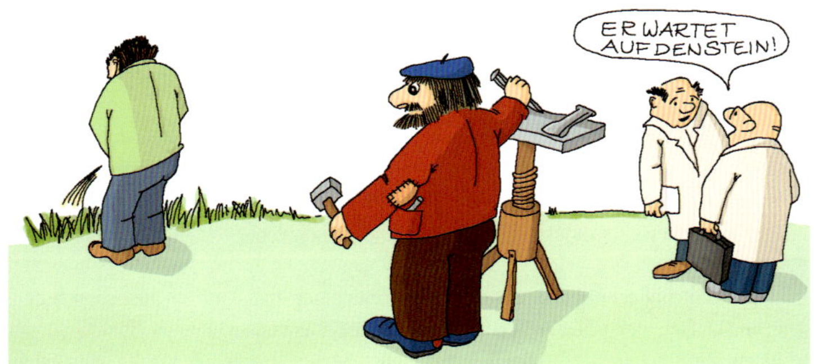

Ist ein Krankenhaus in der Nähe: sofort hingehen, denn dort ist selbst bei primitiver Einrichtung eine Diagnostik möglich. Im anderen Fall müssen Sie sich mal wieder selbst behelfen: viel trinken (mindestens drei Liter, die magische Zahl), *DICLOFENAC* einnehmen (150 mg/Tag, zunächst als Zäpfchen (wirkt schneller), dann als Tabletten), als Magenschutz *OMEPRAZOL* (☞ S.101).

Zusammen mit *DICLOFENAC* kommt nun wieder das „Wundermittel“ Nitroglycerin, oder pharmakologisch richtiger *GLYCEROLTRINITRAT*, ins Spiel. Von der im Kapitel „Analbeschwerden“ genannten Salbe RECTOGESIC verreiben Sie einen 5 cm langen Strang auf der Innenseite des Oberarms. Das Mittel führt zur Erschlaffung der glatten Muskulatur, u. a. der des Nierenbeckens und des Harnleiters, was die Schmerzen lindert und den Weg für den Stein freimachen kann. „Nitro-Kopfschmerz“ kann auftreten. Sie sollten sich eine Wärmflasche machen und im schmerzfreien Intervall viel herumlaufen, damit der Stein in Bewegung kommt.

Treten im Anschluss an die Koliken Schmerzen in der gleichseitigen Leiste, im Hoden bzw. in der Vulva auf, ist der Stein in den Harnleiter gewandert. Die

Wahrscheinlichkeit, dass der Stein nun auf natürliche Weise abgeht, ist recht groß: 80 % aller Harnleitersteine verlassen den Körper spontan. Sie können auch durch Trinken, Hüpfen, das Herunterspringen von Treppen und die Anwendung von *DICLOFENAC* und *GLYCEROLTRINITRAT* den Spontanabgang beschleunigen. Um den Stein zu fangen, wird in einen Topf gepinkelt, der durch ein Sieb entleert wird. Auf den Stuhlgang achten: Kommt längere Zeit nichts, müssen Abführmittel genommen werden. Tritt Fieber auf, unbedingt Antibiotika nehmen (wie bei Nierenbeckenentzündung).

Eine **Blasenentzündung** äußert sich durch oftmaliges und schmerzhaftes Wasserlassen, wobei meistens nur wenig Urin kommt. Oft sind keine weiteren Nebenerscheinungen vorhanden. Wegen der kurzen Harnröhre treten Blasenentzündungen bei Frauen häufiger auf. In vielen Fällen reicht es aus, sehr viel zu trinken und den Unterkörper warmzuhalten (Wärmflasche). Geht die Entzündung durch diese Maßnahmen nicht zurück, gibt man *CIPROFLOXACIN* (CIPROFLOXACIN – verschiedene Firmennamen, 250 mg, 2 x täglich) oder *CEPHALOSPORINE* wie *CEFACLOR* (z. B. CEFACLOR – verschiedene Firmennamen, 500 mg, 3 x täglich) sieben Tage lang.

Der Harnwegsinfekt junger Frauen (bis 30 Jahre) ist mit einer Einmalgabe von *FOSFOMYCIN* (MONURIL 3 g) ausreichend behandelt. Auf keinen Fall verschleppen, das geht an die Nieren!

Harnröhrenentzündung: Brennt die Harnröhre, behandeln Sie dies wie bei der Blasenentzündung. Ausnahmen: Bei immer wiederkehrenden Entzündungen sollte wegen der Möglichkeit einer **Trichomonadeninfektion** bei nächster Gelegenheit eine mikroskopische Untersuchung durchgeführt werden. Ist eine solche Infektion diagnostiziert worden, sollten, wenn möglich, immer beide Partner gleichzeitig behandelt werden. Mittel der Wahl: *METRONIDAZOL* (CLONT, ☞ Amöbenruhr, S. 101).

Harnröhrenbrennen nach ungeschütztem Geschlechtsverkehr mit unbekannten Personen (soll trotz Aids auch heute noch vorkommen) lässt bei Männern auf eine **Gonokokkeninfektion** (Tripper) schließen (kann bei oralem Verkehr auch im Rachen auftreten). Ein morgendliches „Bonjourtröpfchen" (Eiter) vor dem Wasserlassen hilft bei der Diagnosefindung. Bei Frauen meist symptomloser Verlauf, eventuell treten Eierstockbeschwerden auf (☞ S. 108).

Therapie: Das Cephalosporin *CEFIXIM* 1 x 800 mg (z. B. CEFIXIM RATIOPHARM) gegen die Gonokokken plus *AZITHROMYCIN* 1 x 1 g (z. B. AZITHROMYCIN RATIOPHARM) zur Behandlung der meist vorhandenen zusätzlichen Infektion mit Chlamydien.

Dies sind Harnwegsantibiotika der neuesten Generation, eine Einmalgabe reicht in der Regel.

Falls es diese Mittel z. B. in einem Drittweltland nicht gibt, können Sie es mit *AMOXICILLIN* 1 x 3 g Einmalgabe plus *DOXYCYCLIN* 2 x 100 mg für 7 Tage versuchen – besser als nix.

Nach jeder Gonorrhoe: Blutuntersuchung auf Syphilis und HIV!

Schwillt nach einer Blasen- oder Harnröhrenentzündung bzw. nach einer Unterkühlung des „Unterleibes" ein Hoden an, besteht in der Regel eine **Nebenhodenentzündung**. Therapie: Hodenhochlagerung, Alkoholumschläge (dabei bitte nicht rauchen!), Bettruhe, CIPROFLOXACIN 2 x 500 mg für 10 Tage.

Eine akute **Eierstockentzündung** ist meist gar keine, sondern eine Entzündung der Eileiter (wer es anatomisch genau wissen will).

Entstehungsursache: oft Unterkühlung des „Unterleibes", aber auch Geschlechtsverkehr. Schmerzen meist beidseitig, können aber auch einseitig auftreten. Die Schmerzlokalisation ähnelt der der prämenstruellen Beschwerden. Therapie: *CIPROFLOXACIN* 500 mg 2 x täglich für 10 Tage, Bettruhe, Wärmflasche.

Medikamente

1. Nierenkoliken

- ● *DICLOFENAC* (Zäpfchen/Tabletten/Kapseln 25/50/75/100/150 mg)
- ○ VOLTAREN
- ○ DICLOFENAC – verschiedene Firmennamen
- ○ DICLO VON CT
- ○ DICLAC
- ● Magenschutz: *OMEPRAZOL*
- ● *GLYCEROLTRINITRAT (NITRO)* 0,8 mg (Zerbeißkapseln)
- ○ NITROLINGUAL
- ○ NITROKAPSELN RATIOPHARM
- ● *GLYCEROLTRINITRAT* (Salbe)
- ○ RECTOGESIC

2. Einfache krampflösende Mittel (bei Unverträglichkeit von *DICLOFENAC*)

- ● *BUTYLSCOPOLAMIN*
- ○ BUSCOPAN (Dragees/Zäpfchen)
- ○ BS-RATIOPHARM (Tabletten/Zäpfchen)
- ○ BUSCOPAN PLUS (Tabletten/Zäpfchen) (zusätzlich *PARACETAMOL*)

3. Nierenbeckenentzündung/Harnwegsantibiotika

● *CEFIXIM* (Tabletten)*
○ CEFIXIM RATIOPHARM
● *AZITHROMYCIN* (Tabletten)*
○ AZITHROMYCIN RATIOPHARM
● *CEFACLOR* (Tabletten)
○ CEFACLOR AL
● *CIPROFLOXACIN* (Tabletten)
○ CIPROFLOXACIN – verschiedene Firmennamen
● *FOSFOMYCIN*
○ MONURIL 3.000 mg (Granulat)

* einmalige Gabe bei Gonorrhoe

4. Trichomonaden

● *METRONIDAZOL*
○ CLONT
○ METRONIDAZOL – verschiedene Firmennamen

Dosierung

1. Nierenkoliken

● *DICLOFENAC*: 100 mg als Zäpfchen in akuter Phase, max. 150 mg pro Tag
○ zusätzlich Nitroglycerin (*GLYCEROLTRINITRAT*): Zerbeißkapsel 0,8 mg: 1-3 x tägl. (je nach Schmerzen)
oder RECTOGESIC-Salbe: 5 cm langer Strang auf Innenseite des Oberarms verreiben
○ als **Magenschutz** (OMEPRAZOL): 20 mg 1-2 x tägl.

2. Einfache krampflösende Mittel

● *BUTYLSCOPOLAMIN* 10 mg: 3 x tgl. 1-2 Tabletten, max. 60 mg/Tag

3. Nierenbeckenentzündung/Harnwegsantibiotika

Bei Harnwegsinfekten (Blase/Harnröhre):

● *CIPROFLOXACIN*: 2 x 250 mg, für 7 Tage
● *CEFACLOR*: 2 x 250-500 mg, für 7 Tage
● *FOSFOMYCIN*: 1 x 3 g, einmalig

Bei Gonorrhoe:

- ● *CEFIXIM*: 1 x 800 mg, einmalig
- ● *AZITHROMYCIN*: 1 x 1 g, einmalig

Bei Nierenbeckenentzündung (Therapiedauer: 10-14 Tage):

- ○ CEFACLOR: 3 x 500 mg
- ○ *CIPROFLOXACIN*: 2 x 250-500 mg, ☝ nicht für Kinder

4. Trichomonaden

- ○ *METRONIDAZOL*: 2 x 250 mg für 6 Tage, Frauen zusätzlich 1 Vaginal-Tablette zur Nacht, Partner mitbehandeln

Haut, Allergien

Bakterielle Entzündungen der Haut sind unterwegs oft schwer vermeidbar und treten vorwiegend im Bereich der Hände und Füße auf. Sie äußern sich durch folgende Symptome: Schmerz (oft klopfend), Rötung, Schwellung, Überwärmung, Funktionseinschränkung. Als lokale Therapie der Wahl gilt heute die Behandlung mit *POLYVIDON-JOD* (BETAISODONA), einem Präparat mit komplex gebundenem Jod, bei dem durch die spezielle chemische Verbindung allergische Reaktionen durch das Jod auf ein Minimum verringert werden konnten. Die entzündete Hautstelle wird zunächst in verdünnter BETAISODONA-Lösung – soweit verdünnen, dass die Lösung wie mittelstarker Tee aussieht – einmal täglich für 15 Min. gebadet, anschließend wird ein BETAISODONA-Salbenverband angelegt; dabei nicht zu sehr mit Salbe sparen. Bei stärkerer Entzündung Ruhigstellung des entsprechenden Körperteils. Entzündete Stellen nicht zu lange dem Seewasser aussetzen.

Wer Probleme mit der Schilddrüse hat, sollte Betaisodona allerdings nicht benutzen, da das Jod eine Überfunktion auslösen kann. In diesem Falle würde ich die Wunde in einer 0,1 %igen KALIUMPERMANGANAT-Lösung baden (zwei- bis dreimal täglich), anschließend trocknen lassen und einen trockenen Verband oder ein Pflaster auflegen.

In Deutschland wird BETAISODONA heute nicht mehr so häufig benutzt, was daran liegt, dass die meisten Wunden oft nicht sehr stark verschmutzt sind. Hier ist OCTENISEPT das Mittel der Wahl. Wer aber in weniger entwickelten Ländern gearbeitet hat, wo ganz andere Verschmutzungsgrade auftreten, weiß die *POLYVIDON-JOD*-Verbindung sehr wohl zu schätzen.

In verschiedenen Publikationen werden häufig noch antibiotikahaltige Salben oder Pulver wie z. B. NEBACITIN empfohlen. Ich möchte nur wegen der Gefahr der Allergisierung und wegen der oft vorhandenen Resistenz der Keime dringend von der Benutzung dieser Mittel abraten.

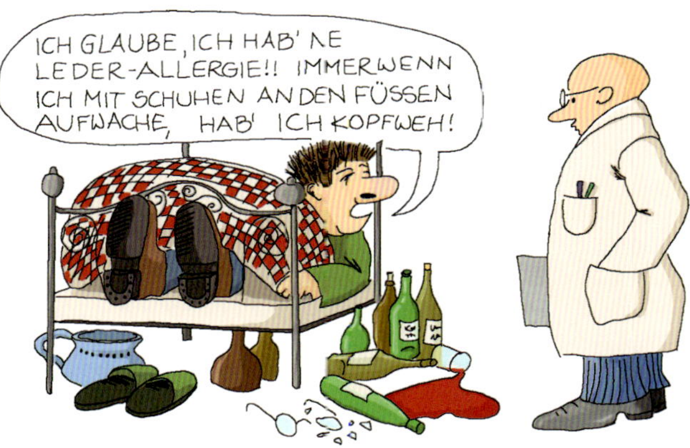

Tritt vom Entzündungsherd ausgehend ein **roter Streifen** auf (Befall der Lymphbahnen) und sind die **Lymphknoten in der Achsel bzw. der Leiste** schmerzhaft geschwollen, ist die Gabe von Antibiotika – in Form von Tabletten – wegen der Gefahr einer „Blutvergiftung" unerlässlich (☞ Kapitel „Antibiotika"). Bei **Fußpilz** sollten Sie sich in erster Linie Gedanken über Ihr Schuhwerk machen. Turnschuhe und Plastiksocken sind das Schlimmste, was Sie Ihren Füßen antun können. Barfußlaufen ist die beste Therapie. Zusätzlich *CLOTRIMAZOL* (CANESTEN-, FUNGIZID-RATIOPPHARM -oder CLOTRIMAZOL-AL-Creme zweimal täglich). Pilzinfektionen können sehr hartnäckig sein, deshalb ist es sehr, sehr wichtig, ausreichend lange zu therapieren. Eine Woche reicht in den meisten Fällen nicht! Wenn der Fußpilz wiederkommt, liegt das meist daran, dass zu kurz und zu nachlässig behandelt wurde. Der Unterschied zur Erstinfektion ist allerdings jetzt der, dass der Pilz resistent (widerstandsfähig) gegen das zu kurz verwendete Mittel geworden ist. Und dann können Sie schmieren und schmieren, er bleibt Ihnen treu. Also: **drei bis vier Wochen** sollte eine Pilzbehandlung dauern!

Herpes: Die Erstinfektion erfolgt meist in der frühen Kindheit; die Viren bleiben für lange Zeit unbemerkt, d. h. symptomlos im Körper. Unter ganz besonderen Umständen treten sie dann wieder in Erscheinung, z. B. nach fieberhaften Infekten, Magen-Darm-Störungen, bei starker Sonnenexposition, aber auch während der Monatsregel.

Sie befallen vorwiegend den Kopf, vor allem den Bereich der Lippen, den Oberkörper oder den Genital-/Analbereich. Juckreiz, Spannungsgefühl und kleine Bläschen auf rotem Grund sind die Symptome.

Vorbeugung: Abdecken der gefährdeten Stellen – im Bereich der Lippen z. B. bei starker Sonneneinstrahlung mit Fettsalbe oder dem Fettstift.

Ist die Erkrankung einmal aufgetreten, hilft in leichten Fällen oft das einfache Auftragen von Tafelessig alle zwei bis drei Stunden. Wem der Essiggeschmack auf den Lippen nicht gefällt, der kann zur Austrocknung der Bläschen ein *ZINKSULFAT*-Gel (VIRUDERMIN-Gel, ein- bis viermal täglich auf erkrankten Lippenbereich und angrenzende Hautgebiete auftragen) benutzen. Die Hoffnungen auf eine heilende, d. h. keimvernichtende Wirkung der mittlerweile rezeptfrei erhältlichen *ACICLOVIR*-Creme (ZOVIRAX) haben sich nicht erfüllt, allerdings ist die Behandlung mit *ACICLOVIR* vorübergehend erfolgreich, wenn sie früh genug beginnt (Schmerzen, Spannung, Beginn Bläschenbildung).

Wer schon vor Beginn der Reise an einem **Ekzem** litt, weiß sicher genau, wie es zu behandeln ist. „Akute" Ekzeme sind meist **allergischen Ursprungs**. Erscheinungsform: unscharf begrenzte Rötung – im Gegensatz zur Pilzinfektion, die in der Regel scharf begrenzt ist – Bläschen, Papeln, Erosionen der Haut, Krusten, oft vermischt. Die beste Therapie hierbei ist natürlich, das sogenannte Allergen, d. h. den Stoff, der die Allergie erzeugt, abzusetzen, aber da wir einer seit Jahren steigenden Zahl von chemischen Produkten ausgesetzt sind, ist es oft schwer herauszufinden, welcher Stoff in Frage kommt. Eine kleine Liste von „Kontaktallergenen" soll der Orientierung dienen, sie erhebt allerdings keinen Anspruch auf Vollständigkeit:

- ▷ behaarter Kopf: Haarwässer, -farben, -festiger, -sprays
- ▷ Augenbereich: Kosmetika, Augentropfen mit Antibiotika, Cremes, Nickelbrillen
- ▷ Mund/Lippen: Lippenstift, Zahnpasta (Fluor!) Zahnprothesen, Obst
- ▷ Ohren: Metallschmuck (Nickel, Cobalt, Chrom), Nickelbrille
- ▷ Hals: Metallschmuck (Nickel, Cobalt, Chrom), Kleidung (Farben, Appreturen, Waschmittel, Stoffart)
- ▷ Rumpf: Kleidung (Farben, Appreturen, Waschmittel, Stoffart), Reißverschlüsse (Nickel), Seifen (besonders parfümierte)

- ▷ Achseln: Deos (egal, ob Sprays oder Roller), Enthaarungsmittel, Seifen
- ▷ Anal-/Genitalbereich: Intimsprays, Verhütungsmittel, (Kondome, Spirale, Diaphragma), Desinfektionsmittel, Seifen, Hämorrhoidenmittel
- ▷ Nabelbereich: Metallknopf von Jeans (Nickel)
- ▷ Handgelenke: Metallschmuck
- ▷ Hände: Waschmittel, Seifen, Lösungsmittel, Farben, Schmieröl, Werkstoffe
- ▷ Füße: Schuhe (Farben, Chromleder), Pilzmittel, Fußpuder

Therapie: Neben dem Entfernen des Allergens zunächst für eine Woche bzw. maximal 14 Tage eine cortisonhaltige Salbe oder Creme auftragen (trockenes Ekzem mit Salbe, nässendes mit Creme oder Lotion behandeln), um das lästige Jucken loszuwerden. Längere Cortisonbehandlung schadet der Haut. Anschließend indifferente Mittel: Basissalben oder -cremes, die für die jeweiligen Cortisonpräparate als Intervalltherapie empfohlen werden.

Beispiel: TOPISOLON-Salbe enthält als Cortison *DESOXIMETASON* in einer Wasser-in-Öl-Emulsion. TOPISOLON-Basissalbe enthält nur die Emulsion. Anstelle der Basispräparate können aber auch andere cortisonfreie Mittel wie *PANTHENOL*-Salbe (BEPANTHEN, PANTHENOL-RATIOPHARM) oder *ZINK-SALBE/ZINK-SCHÜTTELMIXTUR* verwandt werden.

Sonnenallergie: bei leichten Fällen reicht die Einnahme von „antihistaminisch" wirksamen Tabletten/Tropfen wie FENISTIL oder TAVEGIL. Betroffene Hautpartien abdecken. Kommen Kreislaufreaktionen hinzu (Schwindel, Schwächegefühl): Cortison in Form von Zäpfchen (RECTODELT 100), weil es in dieser Form schneller wirksam ist. Ein Zäpfchen reicht in der Regel aus. Bettruhe.

Medikamentenallergie: Generell kann man sagen, dass jedes Medikament eine allergische Reaktion hervorrufen kann, das eine mehr, das andere weniger. Äußerlich aufgetragene Mittel führen zu einer Kontaktallergie; Tabletten, Spritzen etc. können zu allergischen Hautrötungen, z. T. zu **„Nesselsucht" (Urtikaria)** führen. Auch an den Schleimhäuten, z. B. in der Nase, können allergische Erscheinungen auftreten. So mancher chronische Schnupfen ist allergischen Ursprungs.

Ursächliche Therapie: Weglassen der Medikamente. Bei Kontaktekzem zusätzlich Cortison (Grundsatz: feuchte, nässende Ekzeme mit Cremes, trockene mit Salben behandeln). Schwere Nesselsucht mit Cortison-Zäpfchen behandeln, die nur unwesentlich langsamer wirken als Spritzen (z. B. Rectodelt 100, 1 x 1 Zäpfchen). Zusätzlich antihistaminisch wirkende Tabletten/Tropfen wie FENISTIL, TAVEGIL und ATOSIL.

 Diese Mittel machen müde, also Vorsicht bei der Anwendung.

Antihistaminika der neueren Generation wie LISINO und TELDANE haben bei einigen Patienten zu schweren Herzrhythmusstörungen geführt, weshalb ich diese Mittel für den „Normalgebrauch" nicht empfehlen würde. Ausnahme: ZYRTEC (*CETERIZIN*). Calcium, das in diesen Fällen oft gegeben wird, ist absolut überflüssig.

Die Extremform der allergischen Reaktion ist der **allergische Schock**, bei dem nach Medikamenteneinnahme der Kreislauf zusammenbricht und der unbehandelt zum Tod führt. Von den Präparaten, die für Langzeitreisende interessant sind, geht hauptsächlich vom **Penicillin** eine Gefährdung aus. Vor Beginn der Reise sollten Sie also wissen, ob eine Penicillinallergie besteht. Das Gleiche gilt auch für das Allerweltsmittel *ACETYLSALICYLSÄURE* (ASPIRIN etc.), das allergisches Asthma, aber in seltenen Fällen auch einen Schock auslösen kann. Wer in der Vergangenheit öfter mal Penicillin oder Aspirin geschluckt hat, ohne dass allergische Reaktionen auftraten, der wird in der Regel auch jetzt keine Allergie bekommen.

Insektenstiche: Im Allgemeinen reichen antihistaminisch wirkende Gele wie SOVENTOL oder TAVEGIL. In pharmakologischen Veröffentlichungen wird immer wieder darauf hingewiesen, dass diese Mittel keine nachweisliche Wirkung haben; komischerweise haben sie aber bei allen Leuten, die ich damit behandelt habe, auch bei mir, eine schnelle Wirkung gezeigt. Bei Kreislaufreaktion: ☞ Nesselsucht im Kapitel „Haut, Allergien"

Pfropft sich ein bakterieller Infekt auf (z. B. durch Kratzen), was sich durch Schmerz und eventuell Eiter äußert: BETAISODONA-Salbe auftragen.

Medikamente

1. Bakterielle Infekte

● *POLYVIDON-JOD* (Salbe/Lösung)
○ BETAISODONA
○ PVP-JOD-RATIOPHARM
○ FREKA-CID
○ BRAUNOVIDON
○ POLYSEPT

2. Spezifische Pilzmittel (Fußpilz etc.)

● *CLOTRIMAZOL* (Creme/Lösung/Spray/Puder)
○ CANESTEN

○ FUNGIZID-RATIOPHARM
○ CLOTRIMAZOL AL

▷ andere Inhaltsstoffe (Reserve bei Resistenz der Keime):
● *NAFTIFIN*
○ EXODERIL (Creme/Gel/Lösung)
● *TOLNAFTAT*
○ TONOFTAL (Creme)
● *CICLOPIROX*
○ BATRAFEN (Creme/Lösung/Puder)

3. Kombinationspräparate Pilzmittel/Cortison

▷ verschiedene Inhaltsstoffe
● *CLOTRIMAZOL + HYDROCORTISON*
○ BAYCUTEN HC (Creme)
○ LOTRICOMB (Creme/Salbe)

4. Herpesmittel (wenn Haushaltsessig nicht wirkt)

● *ZINKSULFAT*
○ VIRUDERMIN (Gel)
○ ACICLOVIR (Creme) – verschiedene Firmennamen

5. Cortisonhaltige Mittel

● *BETAMETHASON* (Creme/Salbe), stark wirksam
○ CELESTAN V
○ BETNESOL V
○ BETAGALEN
● *TRIAMCINOLON* (Creme/Salbe), mittelstark
○ VOLON A
○ KORTIKOID RATIOPHARM
● *HYDROCORTISON* (Creme/Salbe), schwach wirksam
○ HYDROCORTISON – verschiedene Firmennamen

6. Sonnenallergie/Nesselsucht/Kreislaufreaktionen

Antihistaminika (Tabletten/Tropfen)
● *CETIRIZIN*
○ ZYRTEC

○ CETIRIZIN – verschiedene Firmennamen
● *CLEMASTIN*
○ TAVEGIL
● *DEMETINDEN*
○ FENISTIL
● *PROMETHAZIN*
○ ATOSIL
○ PROMETHAZIN NEURAXPHARM

7. Cortison-Zäpfchen
● *PREDNISON* 100 mg
○ RECTODELT 100

Dosierung

1. Bakterielle Infekte
● *POLYVIDON-JOD*-Salbe: mehrmals tägl. auf erkrankte Stellen auftragen
● *POLYVIDON-JOD*-Lösung: mehrmals tägl. auf erkrankte Stellen auftragen und an der Luft trocknen lassen

2. Pilzmittel
● *CLOTRIMAZOL*: 2 x tägl. für 2-4 Wochen auftragen; alternativ (bei Unverträglichkeit, Resistenz der Keime):
● *NAFTIFIN*: 1 x tägl. für 2-4 Wochen abends dünn auftragen
● *TOLNAFTAT*: 2 x tägl. für 2-4 Wochen auftragen (nur Nagel-/Fußpilz)
● *CICLOPIROX*: 3 x tägl. für 2-4 Wochen auftragen

3. Kombinationspräparate Cortison + Pilzmittel
● *CLOTRIMAZOL + BETAMETHASON*: 1 x tägl. auftragen, nach einer Woche auf *CLOTRIMAZOL* allein umstellen
● *CLOTRIMAZOL + HYDROCORTISON*: 2 x tägl. auftragen, nach einer Woche CLOTRIMAZOL alleine umstellen

4. Herpes
○ Haushaltsessig: versuchsweise zu Beginn der Erkrankung auftragen (wenn nur Schmerzen, aber noch keine Bläschen vorhanden sind – wenn Bläschen vorhanden sind, ist es zu spät); absetzen, wenn der Schmerz verschwunden ist

- *ZINKSULFAT*: 2-4 x tägl. zunächst für eine Woche, maximal 14 Tage auftragen
- ○ ACICLOVIR: 5 x tägl. für eine Woche auftragen

5. Cortisonhaltige Mittel (zur Behandlung von Ekzemen)

Niemals bakterielle Infektionen (z. B. infizierte Wunden) oder Viruserkrankungen (z. B. Herpes) mit Cortison behandeln!

Zu Beginn gibt man bei einem akut aufgetretenen Ekzem stark wirksame Mittel, die Weiterbehandlung erfolgt dann nach einigen Tagen mit schwächeren Mitteln.

- *BETAMETHASON* (stark wirksam): 1-2 x tägl. dünn auftragen
- *TRIAMCINOLON* (mittelstark): 1-3 x tägl. dünn auftragen
- *HYDROCORTISON* (schwach): 2-3 x tägl. dünn auftragen

6. Sonnenallergie/Nesselsucht/Kreislaufreaktionen

Antihistaminika (Tabletten/Tropfen)

- *CETIRIZIN*: 1 x tägl. abends 1 Tablette
- *CLEMASTIN*: 2 x tägl. 1 Tablette
- *DIMETINDEN*: 3 x tägl. 1-2 Dragees
  3 x tägl. 20-40 Tropfen
- *PROMETHAZIN*: 3 x tägl. 1-2 Dragees
  3 x tägl. 10-20 Tropfen

7. Cortison-Zäpfchen

- *PREDNISON* 100 mg: 1 x 2 Zäpfchen bei Bedarf

Extremitäten (Arme/Beine)

Muskel- und Sehnenzerrungen sowie Verstauchungen werden im Allgemeinen mit feuchten Verbänden (essigsaure Tonerde oder Alkohol) sowie elastischen Binden behandelt. Über abschwellende und entzündungshemmende Salben/Gele streiten sich noch die pharmakologischen Gelehrten. Ich würde zur Verwendung bei Verstauchungen eventuell Gelformen mit dem entzündungs- und schmerzhemmenden Mittel *DICLOFENAC* empfehlen (z. B. DICLOFENAC ratiopharm Gel), solange die Haut nicht allergisch reagiert. (Bei Hautrötung sofort absetzen.) Dabei wird das Gel mit Hilfe einer Kompresse (z. B. ein zusammengelegtes Stück

Mullbinde) aufgelegt. Anschließend wird eine Mullbinde um die entsprechende Stelle gewickelt. Bei Verstauchungen des Fußgelenkes muss die Ferse mit umwikkelt werden. Eine zusätzliche elastische Binde hilft als Stützverband, sie sollte in der Nacht abgenommen werden (für die Durchblutung). Sehr wichtig ist die Ruhigstellung des betroffenen Körperteils. Zwei Tage Beinhochlagerung ist besser, als vier Wochen mit einem Verband durch die Gegend zu hinken. Wird zur Unterstützung *IBUPROFEN* oder *DICLOFENAC* in Tablettenform genommen, erübrigt sich das *DICLOFENAC*-Gel, da mit Tabletten höhere Gewebsspiegel erreicht werden als mit Gel.

Chronische Gelenkentzündungen durch Überlastung (Sehnenscheidenentzündungen, Tennisellbogen) werden Sie nur durch Ruhigstellung für drei bis vier Wochen wieder los. Dazu ein Tipp: Die meisten Leute nehmen keinen Gips oder gipsähnliche Kunststoffe zur Herstellung von Schienen mit. Da aber oft jemand da ist, der Schienen anfertigen kann, fehlt es also meist nur an Material. Epoxy und Glasmatte bilden einen hervorragenden Grundstoff für leichte „Gips"-Schienen. Aber ich weise darauf hin, dass es langsam reagierendes Epoxy sein muss – und zwar in genauer Dosierung! – und nicht Polyester, das eine viel zu große Reaktionswärme entwickelt und daher zu Verbrennungen führen kann. Beim Anpassen der mit Epoxy getränkten Glasmatte Plastikfolie auf die betreffende Hautpartie legen (z. B. Teil einer Plastiktüte), um direkten Hautkontakt zu vermeiden. Die Schiene wird nach Aushärtung mit Watte, Mullbinden und Pflaster gepolstert, sodass keine Druckstellen entstehen.

Knochenbrüche: „Hast du mal ‚ne Salbe für mich, ich habe mich vor ein paar Tagen gestoßen und das tut weh und will nicht abschwellen." – bei der Röntgenkontrolle war's dann ein Mehrfachbruch des fünften Mittelhandknochens.

Solche und ähnliche Begebenheiten sind mir unterwegs mehrmals schon untergekommen und deshalb mein Rat: Bei starkem Schmerz und starker Schwellung nach Trauma (z. B. Prellung) lässt man nach Möglichkeit röntgen; wenn das nicht möglich ist, sollten Sie das Körperteil ruhigstellen, am besten mit einer Schiene. Bloß nicht Helden/Heldin spielen, das könnte Konsequenzen für das weitere Leben haben. Wochenlanges Nichtbehandeln eines Knochenbruches kann zu einem bindegewebigen „Pseudogelenk" führen, deshalb im Zweifelsfalle immer eher einen Bruch annehmen. Hinweis: Immer die benachbarten Gelenke des angenommenen Knochenbruches ruhigstellen.

Wer meint, das **„Zipperlein"** sei etwas für alte Leute, der irrt gewaltig. Ich habe viele Leute zwischen zwanzig und vierzig getroffen, die nach einem Besäufnis (meist mit Rotwein oder hochprozentigem Alkohol) plötzlich Schmerzen im

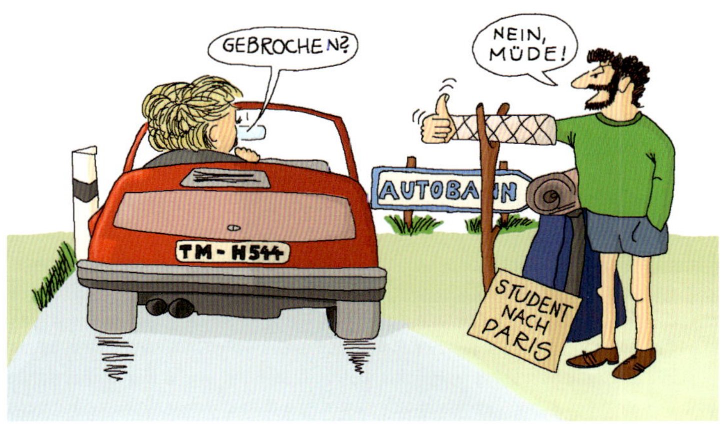

Großzehengrundgelenk (meist links) oder im Daumengrundgelenk, bisweilen auch in anderen Gelenken, hatten. Manche tranken weiter, um den Schmerz zu betäuben, aber das war der absolut falsche Weg, denn dadurch wurde alles noch schlimmer. Ursache der Schmerzen ist eine Stoffwechselstörung: Die Harnsäurewerte im Blut sind so hoch, dass sich Kristalle dieses Stoffes in den Gelenken ablagern und das tut weh. Der Volksmund nennt die Krankheit auch **Gicht**.

Primärtherapie: *DICLOFENAC* (DICLOFENAC AL 50 mg, 3 x 1 Tablette) oder *IBUPROFEN* (IBUPROFEN AL 400, 3 x 2 Tabletten) einige Tage lang, zur Schonung des Magens zusätzlich *OMEPRAZOL* 20 mg/Tag. Colchicin (das Gift der Herbstzeitlosen) gibt man wegen der vielen Nebenwirkungen heute nicht mehr so gern. Alkohol weglassen!

Medikamente: ☞ Kapitel „Wirbelsäule"

Wirbelsäule

Kreuzschmerzen sind der Tribut des Menschen an den aufrechten Gang. Mit den Jahren werden die Abstände zwischen den Wirbeln, die durch die Bandscheiben hergestellt werden, geringer und dann kommt es schon mal vor, dass bei einer falschen Bewegung „der Nerv eingeklemmt wird". Das hört sich dramatischer an, als es ist, und wer weiß, was bei einem **Hexenschuss** passiert, der ist auch in der Lage, sich in der Zukunft richtig zu verhalten.

Um aus dem Rückenmark in die Peripherie zu gelangen, müssen die Nerven mit ihren Wurzeln durch die knöchernen Wirbelkörper hindurch. Die Öffnungen für die Wurzeln befinden sich zwischen zwei benachbarten Wirbelkörpern und lassen dem Nerv hier nicht besonders viel Platz. Je älter wir werden, umso enger wird es in den Öffnungen, weil die Wirbel immer mehr aufeinandergedrückt werden. Bei einem sogenannten Bandscheibenschaden kann der Abstand auch schon in jungen Jahren verringert sein.

Durch die Veränderung der Lendenwirbelsäule und eine oft gleichzeitig bestehende Fehlhaltung infolge einer Verspannung der Rückenmuskulatur durch falsche Lage, Kälteeinwirkung, Überlastung etc. werden eine oder mehrere Nervenwurzeln im Bereich der Wirbellöcher gereizt und „entzünden" sich, d. h. sie schwellen an. Da sie aber in den Löchern wenig Platz haben, um sich auszudehnen, verstärkt sich der Reiz, und bei einer falschen Bewegung ist plötzlich das Malheur da.

Ein Hexenschuss kommt selten aus heiterem Himmel, meist war vorher schon eine Reizung des Nervs, sprich leichte, ziehende Rückenschmerzen, vorhanden.

Manchmal kommt es auch gar nicht zum Hexenschuss, es bleibt bei Rückenschmerzen, die auch in die gleichseitige Pobacke oder ins Bein ausstrahlen können (sogenannte Ischiasbeschwerden, die durch die Reizung einer der Wurzeln des Ischiasnervs hervorgerufen werden).

▷ Absolute Gefahr besteht, wenn plötzlich kein Gefühl mehr im betroffenen Bein ist, beim Laufen der Fuß nach vorne fällt oder das Bein/der Fuß nicht mehr bewegt werden kann: **Bandscheibenvorfall**, ein Fall fürs Krankenhaus.

▷ „Nur" starke Schmerzen in Rücken, Po oder Bein bei erhaltener Sensibilität/Motorik sind kein Fall fürs Krankenhaus und können mit Medikamenten behandelt werden.

Entscheidend ist, dass der Schmerz, der Verspannung und Nervenschwellung unterhält, durchbrochen wird. Besser, Sie nehmen für einige Tage ein starkes Mittel, als wochenlang mit Kreuzschmerzen herumzukriechen.

Nehmen Sie *DICLOFENAC* 150 mg pro Tag (VOLTAREN) oder *IBUPROFEN* 800 mg dreimal pro Tag (IBUPROFEN AL) für vier bis fünf Tage, zur Nacht eine halbe bis eine Tablette DIAZEPAM 5 mg (DIAZEPAM RATIOPHARM 5 mg) zum Lockern der Muskelverspannung. Außerdem: viel liegen (hart und gerade) und viel Wärme sowie die Einnahme von *OMEPRAZOL* 20 mg als Magenschutz.

Zusätzliche nichtmedikamentöse Maßnahmen, die oft mindestens so viel bewirken wie Tabletten:

1. Stufenbett: Sie legen sich mit einer Decke auf den Boden und legen die Unterschenkel so auf einen durch ein Kissen gepolsterten Stuhl, dass sich die Oberschenkel in senkrechter Stellung befinden. Täglich eine bis mehrere Stunden.

2. Knierolle ins Bett (Rückenlage, Rolle unter beide Kniekehlen): Diese können Sie durch das Aufrollen einer Wolldecke, die Sie in einen Kopfkissenbezug packen, herstellen. Rückenlage. Diese Knierolle sollte nachts so lange benutzt werden, wie Schmerzen vorhanden sind. Effekt (wie auch beim Stufenbett): Entlastung der Wirbelsäule.

Sobald der Schmerz auf Dauer nachlässt: Verringern der Dosis, Absetzen von Diazepam. Weiterhin viel Wärme. Ist der Schmerz weg, darf auf zusätzliche Maßnahmen übergegangen werden (aber wirklich erst dann, weil sonst der Reiz auf den Nerv zu groß ist und er deshalb nicht abheilen kann): Massagen (wer's kann), viel schwimmen, aber nur Rückenschwimmen oder Freistil, kein Brustschwimmen.

Natürlich können von Beginn der Erkrankung an auch durchblutungsfördernde Mittel wie ABC-Pflaster, RUBRIMENT, OSTOCHONT etc. angewandt werden, aber sie sind eigentlich nur „begleitende Therapie" und oft reagiert die Haut dabei allergisch.

Sind die Beschwerden einigermaßen weg, sollten Sie daran denken, was gegen neuerliche Rückenschmerzen getan werden kann:

▷ warmhalten, auch wenn's draußen noch so heiß ist; warme Unterwäsche
▷ Lasten, auch leichtere, nie mit geraden Beinen und vorgebeugtem Oberkörper heben, immer in die Hocke gehen
▷ beim Heben nie den Rumpf drehen
▷ beim ersten Auftreten von ziehenden Schmerzen im Kreuz (bzw. Po, Bein) 50 mg *DICLOFENAC*, 1 bis 2 Tabletten, so verhindern Sie in den meisten Fällen ein neuerliches Auftreten von Verspannung und Dauerschmerz
▷ sportliche Betätigung zur Stärkung der Rückenmuskulatur – jeder soll das tun, was ihm gefällt, es muss ja nicht gleich Gewichtheben sein

Medikamente (für Extremitäten und Wirbelsäule)

1. Salbenverbände

● *DICLOFENAC* (Gel)
○ DICLOFENAC ratiopharm (Gel)
○ VOLTAREN EMULGEL (1,16 %)

2. Tabletten/Kapseln/Zäpfchen

- ● *ACETYLSALICYLSÄURE*
- ○ ASPIRIN (Tabletten)
- ○ ACETYLSALICYLSÄURE – verschiedene Firmennamen (Tabletten)
- ○ ASS – verschiedene Firmennamen (Tabletten) (z. B. RATIOPHARM)
- ● *PARACETAMOL*
- ○ BEN-U-RON (Kapseln/Tabletten/Zäpfchen)
- ○ PARACETAMOL – verschiedene Firmennamen (Kapseln/Tabletten/Zäpfchen)
- ● *DICLOFENAC* (Tabletten/Kapseln/Zäpfchen 25/25/75/100/150 mg)
- ○ VOLTAREN
- ○ DICLOFENAC – verschiedene Firmennamen
- ○ DICLO VON CT
- ○ DICLAC
- ● *IBUPROFEN* (Tabletten/Kapseln/Zäpfchen 200/400/600/800 mg)
- ○ BRUFEN
- ○ IBUPROFEN – verschiedene Firmennamen
- ● Magenschutz: *OMEPRAZOL, PANTOPRAZOL*

3. Muskelentspannung

- ● *DIAZEPAM*
- ○ DIAZEPAM – verschiedene Firmennamen

4. Äußerlich wirkende Mittel

- ▷ verschiedene Inhaltsstoffe
- ○ ABC-Pflaster
- ○ OSTOCHONT (Liniment/Gel/Salbe/Thermosalbe)
- ○ RUBRIMENT (Öl/Salbe/Essenz)
- ○ KYTTA (Salbe)
- ○ FINALGON (Liniment/Creme/Salbe)
- ○ und viele andere mehr

Dosierung

1. Salben

- ● *DICLOFENAC*-Gel: bis zu 4 x tägl. dünn auftragen, nur auf intakte Hautstellen

2. Tabletten/Kapseln/Zäpfchen bei stärkeren Schmerzen

- *ACETYLSALICYLSÄURE*: 1-3 x tägl. 1-2 Tabletten zu 500 mg mit einem vollen Glas Wasser, ☝ nicht auf nüchternen Magen, ☝ nicht für Kinder
- *PARACETAMOL*: 1-4 x tägl. 1-2 Tabletten zu 500 mg, ☝ Tageshöchstdosis von 4 g nicht überschreiten, Gefahr der Leberschädigung
- *IBUPROFEN*: 1-4 x tägl. 1 Tabletten zu 200 mg, bei sehr starken Schmerzen: 3 x 800 mg, ☝ Maximaldosis von 2.400 mg/Tag darf nicht überschritten werden, schnell reduzieren
- *DICLOFENAC*: 1-3 Tabletten zu 50 mg, ☝ Maximaldosis von 150 mg pro Tag sollte nicht überschritten werden, schnell reduzieren

Hinweis: Wird *DICLOFENAC* oder *IBUPROFEN* in Tablettenform genommen, erübrigt sich das Auftragen von *DICLOFENAC*- oder *IBUPROFEN*-Gel. In diesem Falle empfiehlt sich das Anlegen von Alkoholumschlägen.

3. Muskelentspannung

- *DIAZEPAM* 5 mg: ½-1 Tablette zur Nacht, schnell reduzieren

4. Äußerlich wirkende Mittel

○ Die unterschiedlichen Arten der Anwendung dieser Mittel sollten dem Beipackzettel entnommen werden!

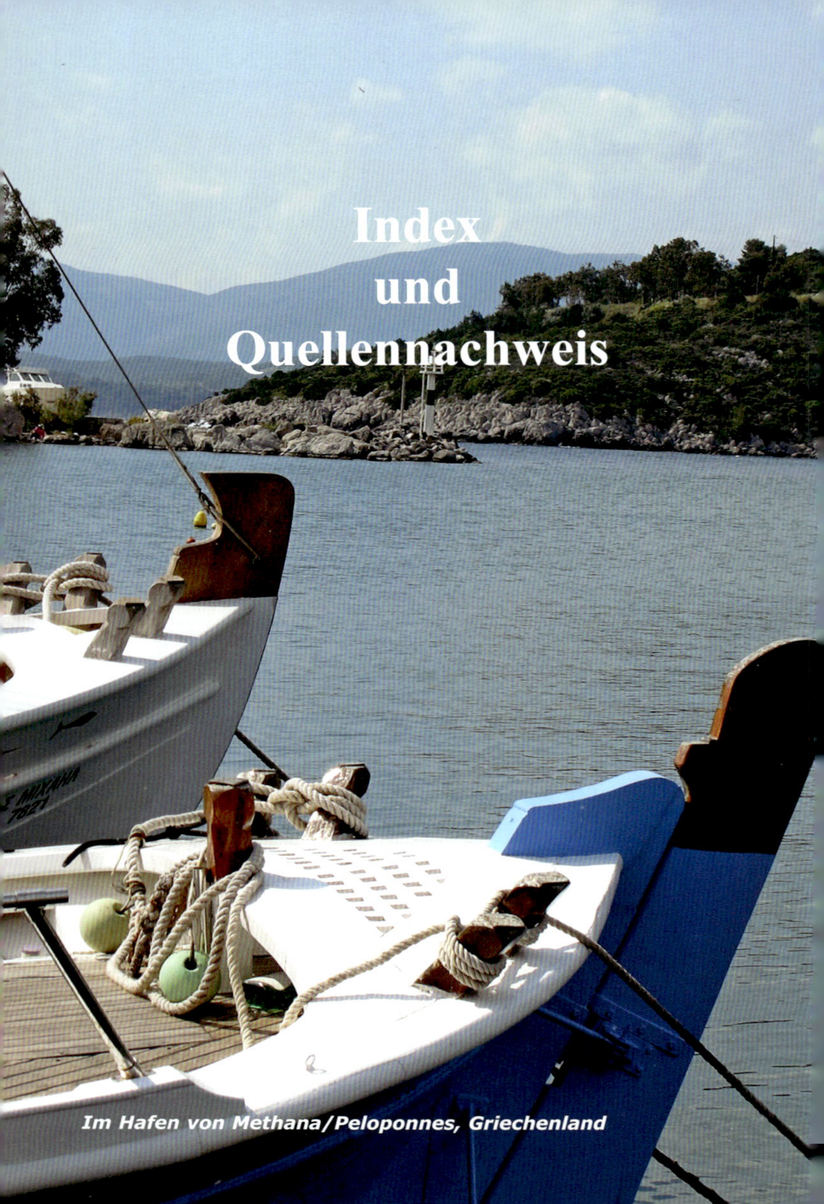
Index
und
Quellennachweis
Im Hafen von Methana/Peloponnes, Griechenland

A

B

C

D

E

F

G

H

I/K

L

M

N

O

P

Q

R

S

T

U

Quellennachweis:

- Hornborstel, H., Kaufmann, W., Siegenthaler, W.: Innere Medizin in Praxis und Klinik, Thieme, 1986
- Hamm, H.: Allgemeinmedizin, Familienmedizin, Thieme, 1980
- Kuschinsky, G., Lüllmann, H.: Pharmakologie, Thieme, 1974
- Füllgraff, G., Palm, D.: Pharmakotherapie – Klinische Pharmakologie, G. Fischer, 1979
- Rote Liste, Editio Cantor, 1993/1997/2000/2015
- Arzneimittel-Kursbuch 1992/1993, 1996/1997, 1999/2000, 2010/2011, A.V.I. Arzneimittel-Verlagsgesellschaft
- Arznei-Telegramm 11/1996, A.V.I. Arzneimittel-Verlagsgesellschaft
- Positiv-Telegramm 1997, A.V.I. Arzneimittel-Verlagsgesellschaft
- Werner, D.: Where There Is No Doctor, The Hesperian Foundation, 1993
- Praxisleitfaden Allgemeinmedizin, Verlag G. Fischer, 1996/2006
- NETTERs Allgemeinmedizin, Thieme-Verlag, 2005
- CRM Handbuch Reisemedizin 2010-2017, CRM